当代中医外治临床丛书

儿科疾病
中医特色外治 285 法

总主编　庞国明　林天东　胡世平　韩振蕴　王新春
主　编　庞国明　王喜聪　尹贵锦　陈卷伟

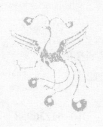

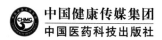

中国健康传媒集团

中国医药科技出版社

内容提要

中医外治法，其方法简单易行，疗效确切，是中医治疗疾病常用的方法。小儿患病，多畏药怕针，外治法治疗儿科疾病安全有效，小儿易于接受。本书系统介绍了中医外治法治疗儿科疾病的方法。本书适用于各级中医、中西医结合儿科专业从事临床、教学、科研工作者参考使用。

图书在版编目（CIP）数据

儿科疾病中医特色外治 285 法 / 庞国明等主编 . — 北京：中国医药科技出版社，2021.5

（当代中医外治临床丛书）

ISBN 978-7-5214-2328-0

Ⅰ . ①儿… Ⅱ . ①庞… Ⅲ . ①小儿疾病—中医治疗法—外治法 Ⅳ . ① R272

中国版本图书馆 CIP 数据核字（2021）第 035645 号

美术编辑　陈君杞
版式设计　也　在

出版　**中国健康传媒集团** | 中国医药科技出版社
地址　北京市海淀区文慧园北路甲 22 号
邮编　100082
电话　发行：010-62227427　邮购：010-62236938
网址　www.cmstp.com
规格　710 × 1000mm $\frac{1}{16}$
印张　10 $\frac{3}{4}$
字数　168 千字
版次　2021 年 5 月第 1 版
印次　2023 年 8 月第 3 次印刷
印刷　三河市万龙印装有限公司
经销　全国各地新华书店
书号　ISBN 978-7-5214-2328-0
定价　**32.00 元**

获取新书信息、投稿、为图书纠错，请扫码联系我们。

《当代中医外治临床丛书》
编委会

甘洪桥	艾为民	龙新胜	平佳宜	卢　昭
叶　钊	叶乃菁	付永祥	代珍珍	朱　琳
朱　璞	朱文辉	朱恪材	朱惠征	刘　辉
刘宗敏	刘建浩	刘鹤岭	许　亦	许　强
阮志华	孙　扶	苏广兴	李　松	李　柱
李　娟	李　慧	李　淼	李义松	李方旭
李玉柱	李正斌	李亚楠	李军武	李红梅
李宏泽	李建平	李晓东	李晓辉	李鹏辉
杨玉龙	杨雪彬	吴先平	吴洪涛	宋震宇
张　平	张　芳	张　侗	张　挺	张　科
张　峰	张云瑞	张亚乐	张超云	张新响
陈　杰	陈　革	陈丹丹	陈宏灿	陈群英
武　楠	岳瑞文	金　凯	周　夏	周克飞
周丽霞	庞　鑫	庞国胜	庞勇杰	庞晓斌
郑晓东	孟　彦	孟红军	赵子云	赵庆华
赵海燕	胡　权	胡永召	胡欢欢	胡秀云
胡雪丽	南凤尾	柳国斌	柳忠全	闻海军
娄　静	姚沛雨	钱　莹	徐艳芬	高言歌
郭　辉	郭乃刚	黄　洋	黄亚丽	曹秋平
曹禄生	龚文江	章津铭	寇志雄	谢卫平
靳胜利	鲍玉晓	翟玉民	翟纪功	

编撰办公室主任　韩建涛

编撰办公室副主任　王凯锋　庞　鑫　吴洪涛

本书编委会

主　编　庞国明　王喜聪　尹贵锦　陈卷伟
副主编（按姓氏笔画排序）

王　虹　邢彦伟　刘宗敏　刘素云

孙　扶　陈丹丹　高言歌

编　委（按姓氏笔画排序）

王永梅　王红梅　王瑞华　孔丽丽

付芸芸　司卓琳　许　亦　李正斌

李军武　张欠欠　张亚乐　尚治汀

庞　鑫　庞勇杰　秦爱娟　袁海红

郭闪闪　韩红霞

良工不废外治

——代前言

中医外治法是中医学重要的特色标志之一。在一定程度上讲，它既是中医疗法乃至中医学的起源，也是中医药特色的具体体现。中医外治法经历了原始社会的萌芽、先秦时期的奠基、汉唐时期的发展、宋明时期的丰富、清代的成熟以及当代的完善与发展。尤其是近年来，国家中医药管理局高度重视对中医外治法的发掘、整理与提升，并且将其作为中医医院管理及中医医院等级评审的考评指标之一，极大地推动了中医外治法在临床中的应用和推广。中医外治法与内治法殊途同归、异曲同工，不仅可助提临床疗效，而且可以补充内治法的诸多不足，故自古就有"良工不废外治"之说。因此，中医外治法越来越多地得到各级中医管理部门、各科临床一线医护人员的高度重视和青睐。

近年来，中医外治法的发掘、整理、临床应用研究虽然受到高度重视，但惜于这许许多多的传统与现代新研发的外治疗法散见于各个期刊、著作等文献之中，不便广之，尤其是对于信息手段滞后及欠发达地区的基层医务人员来说，搜集资料更加困难，导致临床治疗手段更是受到了极大的限制。为更好地将这些疗法推广于临床各科，更好地弘扬中医特色外治疗法，在上海高品医学激光科技开发有限公司、河南裕尔嘉实业有限公司的支持与帮助下，我们组织了全国在专科专病领域对外治法有一定研究的 50 余家中医医院的 260 余位临床专家编撰了这套《当代中医外治临床丛书》。本丛书以"彰显特色、简明扼要、突出实用、助提疗效"为宗旨，每册分为概论和临床应用两大部分。其中概论部分对该专病外治法理论基础、常用外治法的作用机制、提高外治临床疗效的思路与方法以及应用外治法的注意事项五个方面进行阐述；临床应用部分以病为纲，每病通过处方、用法、适应证、注意事项、出处、综合评按六栏对药物外治法、非药物外治法进行详细介绍。尤其是综合评按一栏，在对该病所选外治法进行综合总结分析的基础上，提出应用外治法的要点、心得体会、助提疗效的建议等，乃本书的一大亮点，为读者正确选用外治方法指迷导津，指向领航。本套丛书共分为内科、外科、妇科、儿科、五官科、皮肤科、男科、骨伤科、肛肠科、康复科十大类 20 个分册，总计约 300 万字。其中，书名冠以"××法"，实一方为一法。希望本套丛书的出版能为广大中医、西医、中西医结合临床工作者提供一套实用外治疗法参考书。

由于时间仓促，书中难免有不足之处，盼广大读者予以批评指正，以利再版时修订完善！

庞国明

2021 年 3 月

编写说明

儿童对自身状况往往不能准确描述，因此儿科自古被称为"哑科"，再加上儿童生病后不能配合治疗，自古更有"宁治十男子，不治一妇人；宁治十妇人，不治一小儿"的说法，可见儿童疾病诊断治疗的困难性。由于儿童"脏气清灵，易趋康复"的病理特点，应用中医外治法往往能起到很好的治疗作用。中医外治法包括针灸、按摩、熏洗、针刀、贴敷、膏药、脐疗、足疗、耳穴疗法、物理疗法等众多疗法，治疗范围遍及儿科各类疾病。外治法与内治法相比，具有"殊途同归，异曲同工"之妙，对"不肯服药之人，不能服药之症"更能显示出其治疗之独特。随着社会文明的进步和医学的发展，外治疗法得到了更加长足的发展，治疗方法日益增多，治疗效果更加显现，在儿科临床中的应用也日趋广泛。

我们力求全面总结中医外治法历史发展成果，并参考借鉴现代科学技术成果，总结出中医儿科各系统30余种常见疾病的中医外治疗法。这些外治法均是在临床上反复实践，切实可行，行之有效的方法。对于每一种疾病的论述都按照概述、药物外治法、非药物外治法、综合评按四部分进行编写。对每一种外治法再按照处方、用法、适应证、注意事项、出处五栏进行编写。栏目清楚，查阅便利，具有较强的实用性。

我们在编写过程中，秉承着严谨、求实的治学原则，尽求完善。然而人无完人，金无足赤。由于我们在知识结构、能力、临床经验上的局限性，所写内容必然有许多不足之处，在此深切期待各位同仁的批评指正，不胜感激。

编　者

2021 年 3 月

目 录

第一章

概论

第一节 儿科外治法的发展历程

中医外治法，相对于中医内治法而言，是口服药物以外治疗疾病的方法的统称。外治法与内治法所依据的理论一致。中医外治法具有形式灵活、方法简单、副作用小、疗效显著、造价低廉、依从性好等特点。中医儿科外治法是中医外治法的重要组成部分。现将其发展历程简述如下。

我国最早的医学方书《五十二病方》首开小儿外治法之先河，记载小儿药浴法，如"婴儿病痫"有"取雷矢三颗，冶（研），以猪煎膏和之，小婴儿以水斗，大者以一斗，三分和，取一份置水中，挠，以浴之"。虽未针对儿童论述，但其方法及理论的出现均为小儿外治法发展做好了铺垫。晋代陈延之《小品方》记载了 21 种小儿外治方法，涉及 17 种疾病。诸法中，以药敷法为主，还有药浴、药粉涂身及针刺消肿等方法。唐代医家孙思邈发展了多种儿科外治法，其在《备急千金要方》卷五和《千金翼方》卷十一记载以"真珠散……研之如粉，以熟帛三筛为散……遣人以小指爪挑少许敷眼中""治鼻不利，香膏方……取如小豆大纳鼻中"。将涂敷法发展为敷眼法、纳鼻法等，药物直达病所，增强疗效。《太平圣惠方》记载了针对小儿的多种外治法，如针刺、药浴、艾灸、热熨、药袋、肠道给药、滴耳、吹药等。如"夫小儿大便不通者……羊胆一枚，蜜一合，盐花半两……同煎如饧，捻如箸粗，可长一寸，内下部中，须臾即通"，是从肠道给药治疗小儿便秘的方法。《颅囟经》是现存于世的最早的儿科专著。书中记载了运用外敷、喷鼻、药浴、洗眼等法治疗小儿病症。南宋刘昉《幼幼新书》四十卷，记载以灸法、扑粉、药敷治疗脱肛，药浴、粉身治疗壮热，洗眼、涂敷、注药治疗眼赤痛等，小儿内外五官科的多种疾病均能在书中找到大量外治文献依据。明代李时珍的《本草纲目》记载有初生儿"肾缩可以吴茱萸同大蒜、硫黄涂其腹，仍用蛇床子烧烟熏之……血眼可以杏仁嚼乳汁点之"。陈复正在《幼幼集成》中记载了大量儿科外治法。如盐汤探吐法、嗜鼻法、涂囟法、搽法等。清代"外科之宗"吴师机认为小儿病"夫药熨本同乎饮汁，而膏摩何减于燔针"，其著作《理瀹骈文》列儿科膏药方7首，以贴敷药物的形式治疗小儿痘疹余毒未清、痞证、惊风等，内容丰富，见解独到。

当今，中医药事业发展备受重视，适宜技术的推广如火如荼，小儿中医外治法蓬勃发展。医者们通过整理研究发掘了刮痧、拔罐、耳穴、蜂疗、蜡疗等古老的方法为今日儿科临床所用，更将一些现代医疗技术融入儿科外治，如中药雾化、中药灌肠、中药贴敷、超声离子导入、热敏灸、电磁疗等方法的推广，不仅实现了"西为中用"，让新技术为辨证论治服务，更提高了疗效、简化了操作、扩大了适应证，使外治法治疗小儿疑难病症成为现实。当下小儿外治法以其独特的优势为很多患者所选择，如何更加深入地继承研究和整理先贤医家学术思想，结合临床优势，做好理论创新、技术创新，不断充实、发展、创新小儿中医外治法，是中医儿科工作面临的新挑战。

第二节　儿科常用外治法

一、穴位贴敷法

《理瀹骈文》中有言，贴敷药物能"切于皮肤，彻于肉理，摄于吸气，融于津液"。药物贴敷于穴位，在药物刺激穴位的同时穴位吸收药物之气，经过经脉输注于体内融化到津液中，从而发挥药效。该法操作简便，无痛苦且收效迅速，在临床中广泛应用于小儿肺系、脾系等疾病治疗中。穴位贴敷疗法为目前临床应用较多的中医外治法，本法综合了经络穴位与中药吸收的双重作用。刘殿玉等提出，从整体观念调理肺脾肾不足是治疗哮喘的关键，选取白芥子、延胡索、细辛、甘遂、丁香、肉桂等在三伏天贴于定喘、肺俞、膏肓等穴位，发现中药穴位贴敷可改善患者肺功能指标，提高肺通气功能，降低气道阻力，对远期预后具有很好的改善作用。

二、推拿法

小儿推拿是以经络学说为指导，操作者以指代针在患者体表穴位或部位施加物理刺激，以促进机体自身调节功能，纠正经络的偏胜或不及，祛邪扶正，加强机体抗病能力，达到防治疾病的一种方法。小儿推拿广泛应用于治疗呼吸系统及消化系统等方面的疾病，因其具有痛苦小、副作用少、疗效显著等特点，目前越来越受到家长的重视。有文献报道，将研究中纳选 80 例临床诊断为脾失健运型厌食症的患儿作为研究主体，根据其临床治疗手段的差异性将其分治疗组（施以推拿法干预）及对比组（施以口服消食片干预），每组组内成员均为 40 例，接受干预后，治疗组取得的痊愈率为 49.0%，其治疗总有效率达 100.0%；而对比组取得的痊愈率为 18.7%，其整体治疗有效率为 87.5%，两组数据间相较，差异性有统计学意义（$P < 0.05$）。

三、灸法

灸法是指应用艾绒或药物在体表皮肤或穴位上温熨或烧灼，使热力、药性渗透到穴位上，通过经络传导，起到温通气血，祛邪扶正，防治疾病的目的，常用于儿童虚性、寒性疾病的治疗。神阙灸也是儿童期防病治病的主要方法之一，现代研究表明，人体之脐为腹壁最晚闭合之处，皮层最薄，皮下无脂肪组织，布有丰富的神经、血管，加之脐周平坦脐部凹陷的结构特点，有良好的吸收能力和感传功能，故常灸神阙可温经通络、回阳固脱、扶阳培元，常用于防治小儿脱肛、急性腹泻、吐泻、食积等。

四、针刺法

针刺法能够通过刺激相关的穴位和经络，调整人体脏腑的阴阳平衡，以达到减轻疾病症状、改善体质和减少发作次数的治疗目的。针刺法常联合中药汤剂使用，或配合其他治疗方法，亦有单独治疗起效者，如肺系疾病常用的针刺穴位包括肺俞、定喘、大椎、风门等。电针作为针刺的一种辅助措施，吸取了现代电子医学的理论，以电流借助毫针针体刺激相应的腧穴，具有针刺和电刺激的双重治疗作用，具有很好的止痛、抗炎效果。电针起效的原理主要是通过神经电传导抑制相应的痛觉中枢，不仅能使痛阈提高，还能使机体免疫功能增强，从而起到镇痛的作用。

五、中药灌肠法

中药灌肠法是根据中医学与西医学理论而发展起来的一项新的临床给药技术。中医认为"肺与大肠相表里"，直肠吸收药物后，通过经脉上输于肺，通过肺的宣发作用输布全身，从而达到治疗的目的。西医学研究认为，直肠黏膜血液循环旺盛，吸收能力很强，直肠注入给药可用于临床上许多常见病和多发病的治疗。直肠注入可使药物经肠道快速吸收，避免了肝脏及胃肠道对药物的影响以及药物对肝脏和胃肠道的不良刺激，其易于操作、方法简便，尤其适合于口服给药困难和静脉给药困难的患儿。有报道显示中药灌肠法治疗热性惊厥（温热疫毒证）再发的效果优于地西泮单独治疗。

六、香佩法

香佩疗法是指在中医学理论指导下，将芳香性中草药装入特制布袋中，佩戴在身上，以达到防治疾病的作用。芳香类中药如佩兰、白芷、藿香、木香、艾草等具有辟秽化浊祛湿的功效。香佩疗法在现在也被延伸出用于小儿佩戴中药肚兜以调理中焦脾胃功能，平衡脏腑寒热，在临床应用中患儿痛苦最小，疗效较好，值得推广。从西医学角度分析，中药香囊的"药香"可刺激鼻黏膜，促进免疫球蛋白的分泌，同时灭杀各种病毒，由此发挥增强机体免疫功能、抗感染、抗病毒等多重功效。有文献报道，观察232例社区感冒居民的临床资料，发现接受中药香囊干预后，患者的感冒治愈效果明显提高，达到89.83%，而且可有效改善患者的 IgA、IgM 及 IgG 等免疫球蛋白水平。

七、耳穴压豆法

耳穴压豆法以中医学理论及人体全息理论为基础，通过刺激耳部穴位来调节相关经络功能，推动气血运行，调节脏腑阴阳，达到治疗疾病的目的。可将王不留行籽或者是耳针压在相应的穴位处，反复刺激，以达到调整脏腑功能，治疗疾病的目的。

八、刮痧法

刮痧疗法是我国传统医学疗法之一，早在《内经》就有记载，其具有简便易行、见效快、无副作用等优势，在我国乃至世界上流传甚为久远。它是以中医经络腧穴理论为基础，使用特制的刮痧器具和相应的手法，蘸取一定的介质，在肌表进行反复刮动、摩擦，使皮肤局部出现暗红色血点等"出痧"变化，从而达到活血透痧的作用。

九、足浴法

足浴疗法是指选择适当的药物，水煎后兑入温水，然后进行足部药浴。足部为三阴经的起点，三阳经的终点，经络穴位又有沟通表里内外，调节气血阴阳的作用。而足阳明经、足少阴经均沿咽喉循行，善治咽喉肿痛，足浴可使药液中有效成分吸收后循经直达病所，从而达到治病的目的。因本法无痛苦，操作简便，依从性高，故易于被家长和孩子接受。

十、中药离子导入法

中药离子导入法是利用直流电将药物离子通过皮肤、穴位、病灶或黏膜导入人体的一种外治法。直流电中药离子导入法不改变中药原本的药性，不损伤胃肠消化系统，有局部起效快、疗效好的特点，具有良好的适用性及发展前景。该疗法通过电离出中药中的离子成分，在电磁场的作用下将中药离子通过皮肤导入皮下组织和关节腔内，从而转入病灶。中药离子导入法发挥了直流电与药物的双重功效，能改善局部血液循环及周围微环境，改变细胞膜的通透性，促进炎症介质吸收，修复损伤的组织。该法已在临床各科得到广泛的应用。有研究显示，通过离子仪导入中药的三伏三九贴贴敷疗效优于单纯三伏三九贴敷，前法更能持续提升患儿免疫力，在减少发病次数、缩短病程、改善临床症状等方面均优于后者，可达到更好地防治疾病的目的。

十一、中药熏洗法

中药熏洗治疗是在中医辨证施治基础上处方中药汤剂，并将中药汤剂置于特定的熏蒸容器内，利用中药汤剂的水蒸汽作用于机体表面，高温加速局部血液循环，扩张毛细血管，促进炎症介质吸收，从而缓解疼痛，达到修复损伤组织的目的。

十二、药浴法

药浴是在中医基础理论的指导下，选配一定的中草药，煎汤沐浴或经过加工制成中药浴液进行洗浴的一种外治疗法。药浴疗法历史悠久、应用广泛。

十三、刺络放血法

刺络放血古代称为"启脉""刺络"，是中医学的一种独特的针刺治疗方法，从《内经》起，历代医书均有记载，不少医家都掌握了本法的专门技术，常收到惊人的效果。其治疗作用主要是通过刺络放血以达到疏通经络、活血化瘀、消肿散结、清热解毒、镇静止痛、调整阴阳的作用。刺络放血疗法具有简便易操作、见效快、治愈率高、经济、无毒副作用等特点，故历代医家也将此法用于治疗小儿疾病。结合中医经络学说，按传统的辨证取穴、辨病取穴，选取与疾病有关联的经络上的部分特定腧穴或阿是穴，并对其针刺放血，可疏通经络中瘀滞的气血，消除肿痛，并可通过放血以泻火解毒，给邪以出路，使得机体恢复健康。

十四、吹喉法

吹喉疗法是吹药法中的一种。吹药法历史悠久，《金匮要略》中曾记载用皂荚末吹鼻法，唐代孙思邈在《备急千金要方》和《千金翼方》中记载用吹药法治疗牙痛、口噤不开，此后喉科吹药逐步发展，在咽喉口齿病的治疗上广泛应用了吹药，提出许多吹药方。如用吹喉疗法治疗小儿急性扁桃体炎，将各种药物相互配伍组成方药，用喷药器吹布于患处，直接在患处发挥其清热解毒、消炎止痛、活血化瘀、敛疮排脓等作用，从而达到缓解症状、治疗疾病的目的。此外，吹喉疗法为局部用药，其副作用小、价格低廉，结合现代操作技术，使用方便，有较好的临床应用前景。

十五、雾化吸入法

唐代孙思邈的《备急千金要方》中曾记载，"太乙流金散辟温气，方用雌黄、矾石、鬼箭羽、羚羊角等研细末，用云角绛袋盛一两带胸前，若逢大疫之年，并可以之烧烟熏患者与房屋，以治疗和预防瘟疫"。这就是古代的雾化吸入疗法。现代，雾化吸入法是将选用的药物加工制成溶液，通过雾化吸入装置将溶液变成微小雾滴吸入咽喉口腔内，以达到清热解毒、消肿止痛、滋润咽喉的目的。由于药物直接作用于咽喉，其用量甚小，明显减少了药物的副作用，因此该法对于小儿扁桃体炎尤为适用。

第三节 中药外治法的给药途径及其作用机制

外治之法，是以人体体表皮肤、孔窍为作用点开展的一系列治疗方法，其治疗大法为从表而里，由外及内，又通过经络的传导、脏腑的相关而治疗疾病。《本草纲目》中内病外治大致归为经耳、经眼、经鼻、经脐、经直肠、经皮等几个部分。因此，从口、脐、鼻、直肠、耳眼、皮等几个部位的外治机制进行论述，为更好地理解内病外治，发现新的外治方法，解决更多的疑难杂症提供可靠参考依据。

一、口腔给药

口腔给药早有记载，东汉末年张仲景所著《金匮要略》中有"令人以桂屑着舌下"治疗尸厥证。口腔给药能够避免肝脏首过效应，降低药物副作用，并且无胃肠道降解作用，起效快，用药方便，为不能口服给药的患者带来了极大的方便，已受到了越来越多人的重视。口腔在古籍中常被称为"一身之都门，脏腑之门户"。纵横交错的经络使五脏与口腔密切联系起来，手太阴肺经、手少阴心经、足太阳膀胱经和手厥阴心包经是间接循行于口腔，其余十二经脉直接循经过口腔。口腔给药时药物经经脉运行于全身，从而发挥治疗作用。药物经口腔给药后，可通过口腔黏膜下毛细血管吸收后，到达颈内静脉进入全身循环而起到全身治疗的作用；而更多的口腔给药制剂则是通过口腔黏膜吸收后，发挥局部治疗的作用。药物在口腔黏膜的吸收与皮肤相似，有细胞内转运和细胞间转运两种途径，主要通过舌下黏膜和颊黏膜进行吸收，可看成是简单扩散过程，吸收机制符合 Fick's 扩散定律。

二、脐疗

脐疗历史悠久，是中医外治法之一。脐，生命之源、先天之结蒂。中医言"脐，五脏六腑之根，神元归藏之本"。因此，脐疗是治本之法。脐疗主要从经络、药物方面调节机体，防御疾病。首先是经络调节：脐直接相连任脉、督脉、冲脉、带脉，还经任脉与全身阴脉相互交联。此外，脐通过经脉与心肺、脾胃、大肠、小肠、肝胆、三焦、肾、膀胱等脏腑相连。因此，脐疗能够疏通经气，调和气血，平衡阴阳，以达到治疗疾病的效果。再者药物调节：药物经脐部进入机体，经气血、经络的运行，直达病处，调节阴阳，祛邪扶正。脐部结构独特，具有极大的生理优势。脐部表皮角质层最薄，并无脂肪组织，而且直接相连筋膜、腹膜，具有极高的渗透力；腹膜中含有静脉网，腹下动脉分支也经过脐部。药物经脐部吸收后，直接扩散到静脉网进入体循环，所以吸收快。

三、鼻腔给药

鼻腔给药在古书中也早有记载，大多是应用于急症救治。《世医得效方》言"卒暴中风，昏塞不省，牙关紧闭，药不得下咽"；《黄帝内经》中记载有"以草刺鼻，嚏而已"；《金匮要略》载有"薤捣汁，灌鼻中"，能够治疗"卒死"。《本草纲目》中记载"巴豆油纸拈、燃烟熏鼻可以治疗中风痰厥、气厥、中毒"。鼻处颅面中线，恰是督脉和任脉相连之处，给药后可经经络发挥治疗作用。另外，鼻与脑也有着密切的联系，《辨证录》言"鼻窍通脑"。因此，鼻腔给药可以治疗脑部疾病。西医学认为鼻腔黏膜下部血管丰富，毛细血管、淋巴血管纵横交织，形成网状结构。当鼻腔给药后，药物能被迅速吸收，经黏膜进入毛细血管，流入血液循环，再经血液循环系统通过血－脑屏障，治疗脑部疾病。这仅是药物经鼻腔进入中枢神经系统的一种途径，并且仅有小分子、亲脂性的药物才能够通过血－脑屏障，对于大分子或亲水性的药物不能通过血－脑屏障。

四、直肠给药

医圣张仲景运用蜜煎导法治疗大便秘结开创了中医肠道给药之先河。人是一个有机联系的统一整体，直肠给药同样遵循整体观念和脏腑经络学说。直肠给药治则与内治相同，遵循《内经》中"寒则温，热则清，虚则补，实则泻"。通过直肠给药，药物直达病灶，经过吸收渗透作用改变局部邻近脏器。药物作用直肠后产生局部刺激作用，激发人体经气，从而疏通经络并调理气血阴阳，恢复机体各脏腑器官的正常功能，治疗疾病。肺与大肠互为表里，药物吸收后有效成分进入大肠经，经肺经和胃经相连于其他经脉，循十二经脉而流于全身。大肠主传导，给予直肠泻下药物可以消除积滞，排出体内热毒，引邪外出。直肠给药可以减少胃肠道刺激，生物利用度高，使用简单，用药范围广。

五、耳、眼给药

耳属清阳交会流行之处，是宗脉聚集的地方，与五脏六腑经络有着密切的关系。耳为肾之窍，心为耳窍之客；肝胆互为表里，肝胆也与耳有着密切的联系，胆足少阳经脉，由耳后进入耳内走耳前；手少阳三焦经由耳后进入耳中走耳前，手太阳小肠经进入耳中。因此，药物作用于耳部，刺激耳部经络，可以治疗疾病。眼是身体的一部分，与脏腑经络气血都有重要的联系。《灵枢·邪气脏腑病形》和《灵枢·大惑论》分别有言："十二经脉，三百六十五络……其精阳气上走于目而为睛""目者，五脏六腑之精也"。角膜、巩膜、虹膜、睫状体、脉络膜、视网膜、房水、晶状体、玻璃体组成了眼球；眼睑、结膜、泪腺则构成了眼附属器。角膜中分布有神经末梢，少量的血管存在于巩膜中，结膜中含有大量的血管和淋巴管。眼部给药后，药物可经角膜渗透，也可经结膜渗透，但角膜表面积比结膜大，药物易透过，因此，角膜吸收是眼部吸收药物的主要方式。药物经角膜吸收后，依次进入房水、虹膜、睫状体，被局部血管网摄取，分布于整个眼组织，从而发挥治疗眼部疾病的目的。药物透过结膜后，经结膜内大量的血管和淋巴管进入体循环。结膜渗透作用范围广，但可能会造成全身不良反应。

六、皮肤给药

中药经皮肤给药与药物的气味、归经有着密切的联系，其机制主要为经络传导、皮肤透入。另外，皮肤给药具有避免首过效应，维持相对恒定的血药浓度，减少个体差异，使用方便等优点。

第四节 提高外治法临床疗效的思路与方法

外治疗法有其独特优势，操作简便，安全可靠，不良作用小，患儿接受度较高且疗效确切，值得推广。但目前临床应用中仍存在一些问题需要我们在临床实践中不断发现和改进，具体思路概述如下。

（1）扩大和准确宣传，提高患者和医者的知晓度。在当前的医疗实践中，中医外治法往往会被患者，甚至是医务人员的忽视。出现这种情况的根本原因是对中医外治疗法的片面理解及对其临床疗效认知缺失。这一方面需要国家政府加强对中医药发展的扶持，另一方面中医医师应当提高自身应用中医外治法的技术水平，再次，加强对大众的宣传讲解，让其理解外治法的疗效、作用机制及独特优势。

（2）最大限度减轻病患的痛苦。在中医外治法治疗小儿疾病的实践中以穴位贴敷、推拿、艾灸相对较多，而针刺、拔罐相对较少，这可能与治疗过程中患儿的舒适度、家长接受度有关。这就要求我们在临床实践中，在保证治疗效果的前提下最大限度地减轻患儿的痛苦。要实现这一目标，医者可提高医疗技术，如针刺操作得稳准快等。另一方面，在传统治疗方法的基础上，改进治疗方法，改善治疗环境以及进行心理疏导等以期最大限度减轻患者痛苦。

（3）不断增强中医外治法疗效。大多数中药外治法是通过皮肤黏膜给药，对于皮肤给药系统，由于皮肤的屏障作用，以及药物本身的理化性质等原因，很多药物穿过皮肤的通透率很低，经皮到达体内的药物很难达到有效的治疗浓度，传统的穴位贴敷给药局限于丸、散、膏、糊等制剂，药物的溶解率不高，且有效成分难以迅速充分透皮透穴吸收利用，限制了药效发挥和进一步研究应用。解决这一问题需要进一步挖掘药物的特性，引进现代科技促进药物的吸收和利用。中医外治法研究是中医现代化发展的必然趋势，如何将传统中医外治与现代新型给药技术结合，是中医外治发展的关键。从有代表性的古籍中寻找预期有透皮促进作用的中药，通过体外透皮实验研究，选出理想的透皮促进作用中药，再做深入的研究，通过现代化学分析方法，提取分离其有效组成或单体，获得新型的适合皮肤给药使用的中药透皮促进剂；跳出传统穴位贴敷给药的局限，利用现代新技术研究开发新剂型，提高药物的溶解率，促进药物有效成分透皮透穴吸收的速率；针对黏膜给药存在的问题，一些刺激性较大的药物，可加入一些辅料，改善其刺激性，或将药物的有效成分利用现代技术进行提取分离，将其有效成分制成适宜的剂型，进行药用，开发定量给药及合适的给药器具，解决定量不精确、流失和分布不均等问题。总之要充分利用现代科技，来完善、提高中医外治医疗体系，使之变为有中国特色的绿色医疗体系，为人类的健康与幸福做出更大的贡献。

（4）开展大样本、多中心临床研究及科学实验研究，建立行业规范。目前中医外治操作应用相对混乱，缺乏统一标准。这是因为符合循证医学大样本、系统性评价的研究不多，在以往文献中，缺乏规范的诊断标准、辨证分型标准、疗效观察指标、疗效评定标准及权威性的中医证候积分标准等。应加强实验研究的严谨性和科学性，加大对中医外治疗法作用机制的研究，使中医外治法治疗小儿疾病操作规范化，使之得以更好地推广。文献所见，外治法常作为临床治疗的辅助手段，单纯使用外治法取效的相关研究较为缺乏，若继以治疗前后作为对照，降低了数据的可信度，需要规范临床研究方法。

综上所述，儿科的中医外治法需要在继承历代医家外治经验的基础上挖掘民间疗法，从众多文献中筛选疗效确切、技术成熟、安全适宜的外治法，规范操作流程、评价标准，并通过大量临床观察及实验研究，解释原理，继而形成有专科特色的诊疗技术。

第五节　应用外治法注意事项

（1）中医外治治疗时应注意周围环境、室内温度是否适宜，患儿情绪是否平稳，患儿家属是否配合等客观因素，治疗结束后应对患儿进行人文关怀。

（2）经皮给药时要注意患儿基础疾病、皮肤状况，如是否存在皮疹、疱疹、溃烂或者患儿对药物、介质等过敏的情况。

（3）黏膜给药包括鼻黏膜、口腔黏膜、眼黏膜等，其常用剂型为气雾剂、滴眼剂、滴鼻剂、粉末等，给药时要注意定量精确，药液分布均匀、是否流失较多等。对于一些刺激性较大的药物不易通过黏膜给药，因此部分限制其应用。

（4）所有中医外治法均应在辨证论治的基础上进行处方。

诚然，中医外治疗法是有理论的，是有疗效的，是相对安全的，是有特色的，是应该推广的适宜技术。正所谓"良医不废外治"，我们相信中医外治疗法的前景是美好的，一定能够服务更多的患者。

第二章

临床应用

第一节 感冒

感冒是小儿时期常见的外感性疾病之一，临床以发热恶寒、头痛鼻塞、流涕咳嗽、喷嚏为特征。本病一年四季均可发病，以冬春多见，在季节变换、气候骤变时发病率高。除了 4~5 个月以内小儿较少发病外，可发生于任何年龄的小儿。病因一为感受外邪，以风邪为主，常兼杂寒、热、暑、湿、燥等，亦有感受时行疫毒所致。二为正气虚损，当小儿卫外功能减弱时遭遇外邪侵袭，则易于感邪发病。感冒的病变脏腑在肺，随病情变化，可累及肝脾。西医学将感冒分为普通感冒和流行性感冒，后者即相当于中医学时行感冒。

1. 临床诊断

发热恶寒、鼻塞流涕、喷嚏等症为主，多兼咳嗽，可伴呕吐、腹泻，或发生高热惊厥。四时均有，多见于冬春，常因气候骤变而发病。血白细胞总数正常或减少，中性粒细胞减少，淋巴细胞相对增多，单核细胞增加。

2. 中医分型

（1）主症

①风寒型：恶寒发热，无汗，头痛，鼻塞流涕，喷嚏，咳嗽，喉痒，舌偏淡，苔薄白，脉浮紧。

②风热型：发热重，恶风，有汗或无汗，头痛，鼻塞流脓涕，喷嚏，咳嗽，痰黄黏，咽红或肿，口干而渴，舌质红，苔薄白或黄，脉浮数。

③暑邪型：发热无汗，头痛鼻塞，身重困倦，咳嗽不剧，胸闷泛恶，食欲不振，或有呕吐泄泻，舌质红，苔黄腻，脉数。

④时行感冒：全身症状较重，壮热嗜睡，汗出热不解，目赤咽红，肌肉酸痛，或有恶心呕吐，或见疹点散布，舌红苔黄，脉数。

（2）兼症

①夹痰：感冒兼见咳嗽较剧，咳声重浊，喉中痰鸣，苔滑腻，脉浮数而滑。

②夹滞：感冒兼见脘腹胀满，不思饮食，呕吐酸腐，口气秽浊，大便酸臭，或腹痛泄泻，或大便秘结，舌苔垢腻，脉滑。

③夹惊：兼见惊惕啼叫，夜卧不安、磨牙，甚则惊厥抽风，舌尖红，脉弦。

一、药物外治疗法

（一）熏鼻法

处方 001

葱白 12g，生姜 10g，苏叶 20g，苍耳子 12g。

【操作】上药共煎后趁热熏口鼻，每日数次，每次 20~30 分钟，3 天为 1 个疗程。

【适应证】小儿风寒感冒初起。

【注意事项】皮肤过敏者慎用。

【出处】刘光瑞，刘少林主编．中国民间草药方［M］．成都：四川科学技术出版社，1989.02.

（二）敷脐法

处方 002

麻黄、香薷各 15g，板蓝根、蒲公英各 10g，桔梗 12g。

【操作】上药共为细粉，每用 1g，将药粉倒入肚脐中心，用一般胶布贴敷固定。

【适应证】小儿感冒初起。

【注意事项】对药物成分过敏者慎用。

【出处】《陕西中医》2018，（6）：270.

（三）灌肠法

处方 003

金银花、连翘、黄芩、牡丹皮、野菊花、青蒿、鸡内金、鳖甲、知母、荆芥各 10g，柴胡、薄荷各 6g，大青叶、水牛角、生石膏各 15g。

【操作】以上药物浓煎，取 200~250ml 备用。剂量：6 个月 ~1 岁 20ml，1~3 岁 30ml，3~5 岁 40ml，6 岁以上取汁 50ml。将直肠滴入的药液装入灌肠瓶，适当加温，温度宜在 35~40℃之间（注意不要过高，也不要过低）。前端涂上润滑剂，如液状石蜡或者食用油。体位：小儿一般取侧卧位或俯卧位。给药深度：1~6 个月小儿 3~4cm；7~12 个月小儿 4.5~5cm；1~3 岁小儿 5~6cm；3 岁以上小儿 6~8cm。中药灌肠后，保留 20~30 分钟。滴入速度以 50~70 滴 / 分钟为宜，每日 2 次。滴入后拔出输液管后用消毒棉按压肛门 30 分钟。4 天为 1 个疗程。

【适应证】风热感冒。

【注意事项】有肛肠疾病或腹泻严重的患儿禁用。

【出处】《山西中医杂志》2019，（11）：45-46.

（四）穴位贴敷法

🥣处方 004

苦参 16g，米饭 10g。

🥣处方 005

生石膏 30g，绿豆 30g，生栀子仁 30g。

【操作】方 004 用法是：苦参研末与米饭共捣成饼，贴敷患儿额头。方 005 用法是：诸药共为细末，蛋清调匀成糊状，分成 5 等份，分敷患儿两手心劳宫穴，两足心涌泉穴及前胸剑突下，纱布包扎固定，热退后洗去。

【适应证】方 004 适用于风热感冒，方 005 适用于小儿高热烦躁。

【注意事项】皮肤破溃者禁用。

【出处】贾一江等主编. 当代中医外治临床大全［M］. 北京：中国中医药出版社，1991.04.

（五）涂擦法

🥣处方 006

生石膏、雄黄各适量。

【操作】上药用鸡蛋清调匀，以手指蘸药汁轻轻推擦患儿眉心，太阳穴及涌泉、劳宫穴，1日数次。

【适应证】风热感冒。

【注意事项】皮肤破溃者禁用。

【出处】韩家驹编．中医外治方药手册［M］．西安：陕西科学技术出版社，1990.02.

处方 007

白芷末 6g，姜汁适量。

【操作】以姜汁调匀白芷末，涂擦太阳穴，每日数次，每次 20 分钟。

【适应证】感冒初起风寒轻症。

【注意事项】风热感冒者慎用。

【出处】《太平圣惠方》。

处方 008

胡椒、丁香各 7 粒。

【操作】上药碾碎，以葱白捣膏混合，涂两手心，合掌握定，夹于大腿内侧，温覆取汗则愈。

【适应证】风寒感冒初起。

【注意事项】对胡椒、丁香过敏者禁用。

【出处】《本草纲目》。

（六）香佩法

处方 009

藿香、羌活、白芷、柴胡、丁香、石菖蒲、木香、苍术、细辛、柴胡各 3g。

【操作】上药共研细末，用绛色布缝制小药袋，装入药末，佩戴于胸前。

【适应证】四时风热感冒。

【注意事项】不得食用。

【出处】经验方。

（七）沐浴法

处方 010

藿香、石菖蒲、白扁豆各 15g，滑石、荷叶各 20g，金银花 30g，竹叶 10g，薄荷 15g。

【**操作**】上方诸药共煎汤 2 次，混合，水温 40~50℃，沐浴全身，每日 1~2 次，每次 10~20 分钟。每日 1 剂。3 天为 1 个疗程。

【**适应证**】暑湿感冒。

【**注意事项**】皮肤过敏及破溃者慎用。

【**出处**】经验方。

二、非药物外治疗法

针刺法

处方 011

曲池、合谷、太阳、大椎。

【**操作**】针刺，平补平泻，1 次 / 天。

【**适应证**】小儿风热感冒。

【**注意事项**】避开局部血管。

【**出处**】章逢润，耿俊英主编 . 中国灸疗学［M］. 北京：人民卫生出版社，1989.02.

综合评按：感冒是儿科常见病之一。鉴于内服药儿童不易接受，故外治法对治疗小儿感冒应用价值较高。无论风寒、风热及暑湿感冒均可以中医外治取胜，甚至感冒高热，外治法也有效验。如以灌肠法治外感高热，药后 1~3 小时内明显退热，24 小时后体温恢复正常。对病毒性感冒、流行性感冒，外治法也有预防与治疗作用，并可收到缩短病程、减轻症状的效果。

以外治法治疗小儿感冒，应注意辨证论治，对症下药，选用适当治法。如初期轻症者，鼻嗅法可使药物直入肺经，沐浴法通达腠理。如病势已成，则可用穴位贴敷法等驱邪外出。高热不退以灌肠法解毒退热每有良效。在施行以上治疗的同时，还可配合食醋熏蒸（每立方米空间用食醋 2~5ml，用酒精灯加热蒸发，每日1次，每次30分钟），消毒居室。因小儿病情发展快，传变迅速，如经上述方法治疗，病情不减甚至有加重迹象者，则应警惕肺炎、肾炎、心肌炎等并发症发生，宜尽早做全面检查，立即中西医结合治疗，以免延误病情。

第二节　肺炎喘嗽

肺炎喘嗽是小儿科常见病之一，尤多见于婴幼儿，四季均可发病，但以冬春为多。体质虚弱之小儿，常可多次发病或迁延日久不愈。

1. 临床诊断

（1）典型症状：起病急骤，发热、咳嗽、气促、鼻煽。

（2）体征：肺可闻及散在的细小啰音或捻发音（尤以腋下，脊椎两旁及肺底部明显，如病灶融合扩大时，可闻及管状呼吸音，叩诊呈浊音）。

（3）X线检查：双肺散在点状、片状雾样阴影，以肺门处及肺底部较多，但早期可仅见肺纹理增加。

2. 中医分型

（1）风寒闭肺型：恶寒发热，无汗，不渴，咳嗽不畅而气促，痰白且稀，苔白，指纹青红，脉浮紧而数。

（2）风热闭肺型：发热有汗，咳嗽痰浓，气促鼻煽，面赤唇红，苔黄，指纹青紫，脉滑大而数。

（3）痰热闭肺型：壮热烦躁，喉鸣痰壅，气促喘憋，呼吸困难，鼻煽，甚则两胁煽动，胸高抬肩，苔黄腻，小便黄，大便干，指纹青紫，脉洪滑数。

（4）正虚邪恋型：包括阴虚和气虚两种。阴虚邪恋：低热多汗，面唇潮红，干咳痰少，苔光剥，脉细数，指纹沉紫。肺脾气虚：低热起伏，多汗，四肢欠温，咳而无力，纳呆便溏，消瘦神倦，苔白滑，纹色淡而沉。

另外，小儿肺炎常见的变证有两种：①肺气闭塞，心阳虚衰型：面色苍白，口唇发绀，呼吸浅促，四肢欠温，脉虚数，指纹青而沉。②邪陷心肝，热盛风动型：壮热神昏，烦躁谵语，四肢抽搐，口噤项强，两目上视，呼吸浅促微弱，指纹青紫达命关。

（一）薄贴法

🥣 处方 012

天花粉、黄柏、乳香、没药、樟脑、大黄、生天南星、白芷各等份。

【操作】上药研为细末，以温食醋调合成膏状，置于纱布上，贴于胸部（上自胸骨上窝，下至剑突，左右以锁骨中线为界），每 12~24 小时更换 1 次，可清热泻火、活血化瘀。1 周为 1 个疗程。

【适应证】肺热瘀阻型肺炎喘嗽。

【注意事项】对药物过敏及皮肤破溃者禁用。

【出处】《赤脚医生杂志》2008，（1）：26.

（二）雾化吸入法

🥣 处方 013

桑叶 15g，杏仁 10g，知母 15g，前胡 10g，白前 10g，桔梗 6g，甘草 3g，金银花 20g，鱼腥草 20g。

【操作】上药煎汤，用壶式雾化法，将气雾吸入，1 日 3 次，5~7 天为 1 个疗程。

【适应证】痰热闭肺型肺炎喘嗽。

【注意事项】对药物过敏者禁用。

【出处】贾一江等主编.当代中医外治临床大全［M］.北京：中国中医药出版社，1991.04.

（三）热熨法

🥣 处方 014

白芥子 30g，苏子 30g，吴茱萸 30g，制香附 30g，生姜 30g，食盐 250g。

【操作】上药共炒至烫手为度，以稍厚的布包扎，立即在患儿背部熨烫，来日更换部位，每次 30 分钟，使皮肤潮红、出汗为度，每日 1 次，1 剂药可连用 6 次，6 次为 1 个疗程。

【适应证】小儿肺炎喘嗽。

【注意事项】皮肤破溃者禁用。

【出处】《吉林中医药》2016，（4）：7.

（四）发疱法

处方 015

炒白芥子 30g，面粉 30g。

【操作】将白芥子研为细末，加入面粉，用水调为糊状，以纱布包好，敷于背部第 3、4 胸椎处，每天 1 次，1 次 15 分钟，敷后检查 2 次，如见皮肤发红，即可将药去掉。连敷 3 天。

【适应证】痰湿型肺炎喘嗽。

【注意事项】皮肤破溃及免疫缺陷者禁用。

【出处】贾一江等主编 . 当代中医外治临床大全［M］. 北京：中国中医药出版社，1991.04.

（五）滴鼻法

处方 016

复方贯众滴鼻剂（每 10ml 含贯众 5g 及醋 1ml）。

【操作】取上液每日滴鼻 3 次，每次 1~2 滴，可连用 10~30 天。

【适应证】流行季节，预防肺炎发作。

【注意事项】对贯众过敏者禁用。

【出处】《上海中医药杂志》1980，（2）：31.

（六）药蛋滚法

处方 017

苍术 50g，麻黄 50g，鸡蛋 1 个，水 500ml。

【操作】以上药及蛋入锅中，文火煎 30 分钟，趁热以蛋熨肺俞及双涌泉穴，蛋凉再煎，反复滚熨 3~5 次，5 天为 1 个疗程。

【适应证】风寒闭肺型肺炎喘嗽。

【注意事项】注意鸡蛋温度不能过高。

【出处】《吉林中医药》2015，（6）：25.

（七）针刺联合穴位贴敷法

🥣 处方 018

洋金花 30g，甘遂 10g，细辛 15g，白芥子 35g，麝香少许，备用。

【操作】上药（除麝香外）共研细末，用生姜水调匀，做成 5g 重的圆形饼，每年伏天，先针刺肺俞、心俞、膈俞（均取双侧），得气后出针，然后在药饼上放麝香 0.01g，用橡皮膏将药饼固定于穴位上，2 小时左右去掉，连续 3 次为 1 个疗程。

【适应证】正虚邪恋型肺炎喘嗽。

【注意事项】对药物过敏及皮肤破溃者禁用。

【出处】经验方。

综合评按：小儿肺炎喘嗽，相当于西医的小儿肺炎中医外治法对预防患儿肺炎再发及消除肺炎的某些症状和体征有其临床功效。但需注意小儿肺炎病情变化多端，对于病情严重的患儿，必须采取中西医结合综合治疗，不可单凭外治法，以防贻误病情。

第三节　哮喘

哮喘是小儿时期的常见肺系疾病。临床以发作时喘促气急，喉间痰鸣，呼气延长，严重者不能平卧，呼吸困难，张口抬肩，摇身撷肚，唇口青紫为特征。冬季及气候多变时易于发作。初发年龄以 1~6 岁多见。感受外邪、寒温失调、接触异物、饮食不节常为诱因，致肺、脾、肾三脏功能不足，导致痰饮留伏。相当于西医学所称的支气管哮喘、喘息性支气管炎。

1. 临床诊断

（1）常突然发作，发作之前，多有喷嚏、咳嗽等先兆症状。发作时喘促，气急，喉间痰鸣，咳嗽阵作，甚者不能平卧，烦躁不安，口唇青紫。

（2）有反复发作的病史。发作多与某些诱发因素有关，如气候骤变、受凉受热、进食或接触某些过敏物质等。

（3）多有婴儿期湿疹史，家族哮喘史。

（4）肺部听诊：发作时两肺闻及哮鸣音，以呼气时明显，呼气延长。支气管哮喘如有继发感染，可闻及湿啰音。

（5）血常规检查：一般情况下，支气管哮喘的患者白细胞总数正常，嗜酸性粒细胞可增高；伴肺部细菌感染时，白细胞总数及中性粒细胞均可增高。

2. 中医分型

（1）发作期

①寒性哮喘型：咳嗽气喘，喉间有痰鸣音，痰多白沫，形寒肢冷，鼻流清涕，面色淡白，恶寒无汗，舌淡红，苔白滑，脉浮滑。

②热性哮喘型：咳嗽喘息，声高息涌，喉间哮吼痰鸣，咯痰稠黄，胸膈满闷，身热，面赤，口干，咽红，尿黄，便秘，舌质红，苔黄，脉滑数。

③外寒内热型：喘促气急，咳嗽痰鸣，鼻塞喷嚏，流清涕，或恶寒发热，咯痰黏稠色黄，口渴，大便干结，尿黄，舌红，苔白，脉滑数或浮紧。

④肺实肾虚型：病程较长，哮喘持续不已，喘促胸满，动则喘甚，面色欠华，畏寒肢冷，神疲纳呆，小便清长，常伴咳嗽痰多，喉中痰吼，舌淡，苔薄腻，脉细弱。

（2）缓解期

①肺脾气虚型：多反复感冒，气短自汗，咳嗽无力，神疲懒言，形瘦纳差，面白少华，大便溏，舌质淡，苔薄白，脉细软。

②脾肾阳虚型：动则喘促咳嗽，气短心悸，面色苍白，形寒肢冷，脚软无力，腹胀纳差，大便溏，舌质淡，苔薄白，脉细弱。

③肺肾阴虚型：咳嗽时作，喘促乏力，咳痰不爽，面色潮红，夜间盗汗，消瘦气短，手足心热，夜尿多，舌质红，苔花剥，脉细数。

一、药物外治疗法

（一）穴位贴敷法

处方 019

甘遂 10g，玄胡 20g，法半夏 12g，细辛 12g，肉桂 6g，炒芥子 20g。

【操作】用生姜汁、蜂蜜适量搅匀制成直径约 2cm 的圆饼。选择大椎、定喘、肺俞（双）、脾俞（双）、肾俞（双）8 个穴位。从头伏第 1 天开始，每隔 3 天贴敷 1 次，1 次选 1 对穴位，每次治疗 20 分钟，共治疗 15 次为 1 个疗程。连续贴敷 3 年，共治疗 3 个疗程。

【适应证】小儿哮喘缓解期。

【注意事项】贴敷后忌生冷、海鲜、油腻、辛辣刺激食物。

【出处】《内蒙古中医药》2014，（34）：84–85.

处方 020

桃仁、杏仁、栀子、糯米。

【操作】取双侧涌泉及足背对应的阿是穴，局部常规消毒后，用上药共研成细末，调成糊状后敷于穴位上（桃仁灸），12 小时取下，日 1 次，连续贴 5 次。

【适应证】哮喘发作期。

【注意事项】贴敷过程中出现过敏反应，需停止治疗，观察皮肤反应至恢复正常，严重者需及时就医。

【出处】《吉林中医药》2007，27（3）：37–38.

处方 021

甘遂、白芷、细辛、黄芩、肉桂、白芥子、延胡索、麝香等。

【操作】按一定比例研成细末，再添加天然透皮与脱敏成分用姜汁调制成直径为 2cm 左右的药饼。贴敷于患儿的天突、肺俞、膏肓穴以及双侧大杼，每次 3~4 小时，2~3 次/天，贴敷持续 5 天/周。

【适应证】小儿支气管哮喘缓解期。

【注意事项】患儿在治疗期间忌食生冷、辛辣及肥腻食物。如若服药期间哮喘急性发作，则按照急性期治疗方法处理。

【出处】《北方药学》2016，13（8）：17-18.

（二）中药灌肠法

处方 022

定喘汤：麻黄 3g，白果 3g，黄芪 12g，半夏 9g，杏仁 9g，款冬花 12g，桑白皮 12g，苏子 12g，甘草 6g，热性哮喘酌加黄芩、葶苈子等，寒性哮喘酌加桂枝、芍药等。

【操作】将上药清水浸泡 15 分钟，水煎取汁 200ml，纱布过滤后大火浓缩，再用更细纱布过滤最后取汁 30ml。将备好药液放冰箱冷藏，用时加热至 36℃。灌肠方法：先用肥皂水常规清洁灌肠，取侧卧位或俯卧位（依患儿不同情况而定），将儿童专用一次性肛管插入肛门约 10cm，用针管抽取药液缓慢注入肛门，拔出肛管，嘱家长捏住肛门避免药液流出，持续 20 分钟即可。5~8 岁每次 15ml，9~14 岁每次 30ml，每日 1 次。

【适应证】儿童哮喘。

【注意事项】对药物成分过敏者慎用。

【出处】《现代中西医结合杂志》2016，25（8）：840-842.

（三）发疱法

处方 023

白芥子（生、炒量比例，随年龄配制）、延胡索、甘遂、丁香和肉桂。

【操作】取大椎、肺俞、膏肓俞、膻中、脾俞和肾俞，局部消毒，用中药共研成细末，加入少许冰片，用姜汁调成稠糊状，取适量敷于以上穴位上，用保鲜膜敷盖，胶布固定，1~4 小时取下，10 天治疗 1 次，1 个月为 1 个疗程。

【适应证】哮喘缓解期。

【注意事项】待所灸穴位局部充血潮红，起粟米状小水疱为最佳。

【出处】《吉林中医药》2007，27（3）：37-38.

（四）浸手泡足法

处方 024

生麻黄 10g，桂枝 10g，细辛 5g，橘红 5g，炙款冬花 5g，制半夏 6g，炒片苓 10g，白芥子 5g。

【操作】1 日 1 剂，每剂煎 500~600ml，倒入盆内，水温适中后，将患儿双手放入盆内浸泡，10~15 分钟，浸后把双手揩干，4 小时后原药再煎 1 次，如上法再浸双手。如患儿咳嗽痰多，咳时耳闻痰至咽喉，舌苔白厚，此为痰湿较重，可以用此方加茯苓 10g，炒苍术 10g，焦薏苡仁 10g，煎水泡足，1 日 2 次，每次 20 分钟以上。

【适应证】小儿咳喘。

【注意事项】对药物过敏者慎用。

【出处】《中国现代药物应用》2009，3（7）：123-124.

二、非药物外治疗法

（一）针刺法

处方 025

攒竹。

【操作】针刺方法，针沿眶上朝鱼腰穴方向刺入约 5mm，得气后平补平泻针法行针，哮喘严重者以扶他林胶布固定针柄。每日 1 次，7 次为 1 个疗程，治疗 3 个疗程后统计疗效。

【适应证】小儿哮喘。

【注意事项】放松，避免过度紧张。

【出处】《光明中医》2015，30（5）：1029-1030.

（二）推拿法

处方 026

补脾经、补肾经、补肺经、运内八卦。

【操作】补脾经：推拿者沿着患儿拇指外侧缘，赤白肉际处由指尖向指根直推，连续 300 次。补肾经：推拿者沿着患儿小指指腹由指尖向指根直推，连续 300 次。补肺经：推拿者沿着患儿无名指末节螺纹面由指尖向指根直推，连续 300 次。

运内八卦：推拿者沿着患儿掌心四周，以内劳宫为圆心，内劳宫至中指指根横纹的 2/3 为半径作圆顺时针推移，连续 100 次。按揉天突：推拿者沿着患儿颈部正中线上胸骨上窝中央顺时针按揉 3 分钟；分推膻中 100 次；按涌泉 3 分钟；揉肺俞、脾俞、肾俞各 3 分钟；捏脊 10 遍。1 次 / 天，连续 3 周后休息 1 周再继续上述推拿。

【适应证】小儿哮喘缓解期。

【注意事项】小儿骨骼脆弱，注意推拿力度。

【出处】《世界中医药》2019，14（7）：1846–1850.

（三）耳穴压豆法

🥣 处方 027

主穴：肺、肾、支气管、平喘。配穴：交感、肾上腺、内分泌。

【操作】用 75% 酒精消毒耳郭，王不留行籽贴压双耳穴位。治疗 10 次为 1 个疗程，每隔 5 天更换 1 次，嘱家长每日重压耳穴 5~6 次，每次压 2 分钟。

【适应证】小儿哮喘（肺肾两虚型为多）。

【注意事项】耳郭有感染疾患禁用。

【出处】《湖南中医学院学报》2000，20（2）：59.

综合评按：哮喘在中医学上属于"哮证""喘证"范畴，《丹溪心法·喘论》首先命名为"哮喘"。小儿口服中药较困难，则必须另求其他法，因小儿肌肤薄嫩，皮肤黏膜对药的沁入性较强，故用外治法也能取得和口服一样的疗效。小儿哮喘反复发作主要是因为感受外邪，痰饮久伏，临床缓解期以正虚为主。《素问·四气调神大论》中的"圣人春夏养阳，秋冬养阴，以从其根"，三伏时在相关穴位贴敷治疗，借助药物对穴位的刺激，可激发经络、调整气血。研究表明，应用穴位贴敷疗法治疗小儿哮喘缓解期近期疗效：102 例中临床控制 65 例（63.72%），显效 33 例（32.35%），有效 4 例（3.92%），总有效率达 100%。远期疗效：患者感冒次数、哮喘发作次数较治疗前均有所减少。《理瀹骈文》中提出："外治之理即内治之理，外治之药即内治之药，所异者法耳。"外治法通过在人体的体表经络而透达体内的，根据人体十二经脉循行路线，手太阴肺经循行从胸至手，故通过浸手法从肺论治咳喘；因脾为生痰之源，足太阴脾经循行从足至腹，故对于痰多的小儿加用泡足法从脾论治，以杜生痰之源。有报道应用中药浸手泡足治疗小儿哮喘显效 17 例，有效 10 例，总有效率为 90%。另外，中药灌肠、经皮给药、耳穴压豆法等在临床也广泛应用。小儿哮喘要注重预防，平时尽量避免各种诱发原因如吸烟、漆味、冰冷饮料、气候突变等；注意气候影响，做好防寒保暖工作，冬季外出防止受寒。尤其气候转变或换季时，要预防外感诱发哮喘；发病季节，避免活动过度和情绪激动，以防诱发哮喘；加强自我管理教育，将防治知识教给患儿及家属，调动他们的抗病积极性，鼓励病儿参加日常活动和体育锻炼以增强体质。

第四节　口疮

口疮是以口颊、唇舌、齿龈、上颚等处出现黄白色溃疡，疼痛流涎，或伴发热为特征的一种口腔疾患。溃疡只发生于口唇两侧者，称燕口疮；若满口糜烂，色红疼痛者，则称为口糜。一年四季均可发病。任何年龄均可发生，以 2~4 岁的小儿多见。本病相当于西医学口炎范畴，临床包括溃疡性口炎、疱疹性口腔炎、疱疹性咽峡炎等，多由细菌、病毒、螺旋体等感染所致。食具消毒不严、口腔不洁等常为诱发因素。

1. 临床诊断

本病有喂养不当、过食炙煿之品，或有外感发热的病史。齿龈、舌体、两颊、上颚等处出现黄白色溃疡点，大小不等，甚则满口糜腐，疼痛流涎，可伴发热或颌下淋巴结肿大、疼痛。血常规检查可见白细胞总数及中性粒细胞偏高或正常。

2. 中医分型

（1）湿热蕴脾型：以口颊、上颚、齿龈、口角溃烂为主，甚则满口糜烂，周围焮红，疼痛拒食，烦躁不安，口臭，涎多，小便短赤，大便秘结，或伴发热，舌红，苔薄黄，指纹紫，脉浮数。

（2）心火上炎型：舌上、舌边溃烂，色赤疼痛，饮食困难，心烦不安，口干欲饮，小便短黄，舌尖红，苔薄黄，指纹紫，脉细数。

（3）虚火上浮型：口腔溃烂、周围色不红或微红，疼痛不甚，反复发作或迁延不愈，神疲颧红，口干不渴，舌红，苔少或花剥，指纹淡紫，脉细数。

一、药物外治法

（一）涂擦法

处方 028

杉木细枝（新鲜）。

【操作】新鲜杉木细枝猛火烧其上端，末端即有白色汁浆流出，取之涂嘴角，数次可愈。

【适应证】嘴角口疮。

【注意事项】嘱患儿多食富含维生素的食物，加强口腔护理。

【出处】王唯一主编．万病单方大全［M］．北京：中医古籍出版社，1998.10.

处方 029

白矾适量、猪胆1个。

【操作】将白矾研细末过筛，于猪胆上部剪开一口，将白矾从口塞进，以塞满为度，用线将猪胆开口扎紧，悬挂于屋檐（时间至少1年左右），取下研成细末，装消毒净瓶中备用。用时将药末少许涂于口腔患处，每日3次，直到痊愈为止，本药色微黄味甜，无毒，一般涂药1、2次疼痛即减轻，轻者3、4次即愈，重者连续涂药3、4天亦可见效。

【适应证】口疮。

【注意事项】避免进食辛辣食物。

【出处】贾一江等主编．当代中医外治临床大全［M］．北京：中国中医药出版社，1991.04.

处方 030

燕子窝一个。

【操作】将其研末，以麻油调涂患处。

【适应证】虚火上浮型小儿口疮。

【注意事项】嘱患儿及家属温水擦拭口腔，避免刺激。

【出处】李超整理.中医外治法简编［M］.武汉：湖北人民出版社，1977.

（二）掺法

处方 031

缩砂壳。

【操作】煅研，掺之于患处即愈。

【适应证】湿热蕴脾型口疮。

【注意事项】对缩砂壳过敏者禁用。

【出处】《简易方》。

（三）穴位贴敷法

处方 032

知母、川黄连、细辛、肉桂、冰片。

【操作】将以上药物以 5：4：3：1：1 比例组成，混匀研末，过 100 目筛贮瓶备用。使用时先将脐部用 75％酒精清洗，将口疮散 1g 填于脐窝内，外以一次性医用透气胶布覆盖固定。每日换药 1 次，7 天为 1 个疗程。

【适应证】心火上炎型口疮。

【注意事项】敷药过程中出现过敏反应，需停止治疗。

【出处】《中医药导报》2014，20（14）：72-73.

处方 033

吴茱萸、胆南星各等份。

【操作】上药研末，以白醋调成糊状，外敷患儿两足心涌泉穴处，每次持续 1 小时左右，持续时间长，疗效会更好。每日 1~2 次，3 天为 1 个疗程。

【适应证】心脾积热型口疮。

【注意事项】感觉贴敷处烧灼刺痛难忍者，应停止。

【出处】《北方药学》2013，10（1）：111.

处方 034

辛桂散。

【操作】细辛、丁香、肉桂按1：1：1研细末，用麻油调成糊状，均匀涂抹于10cm×10cm玻璃纸上，制成膏贴，现用现配。敷脐方法：患儿取仰卧位，充分暴露脐部，先用75%酒精棉球对脐及周围皮肤常规消毒后，将调和好的中药敷于脐部，再用艾灸灸10~15分钟，外敷以脐贴固定。每天换药1次，每次敷6小时。7天为1个疗程。

【适应证】虚火上浮型口疮。

【注意事项】有疮疡、皮肤感染者禁用。

【出处】《特色医疗》2015，28（8）：128-129.

二、非药物外治法

针刺法

处方 035

曲池、足三里、合谷。

【操作】以小幅度轻提微插，待有轻度放射感，留针5分钟，再轻微捻转运针，继留针10分钟。第1次针左曲池、右足三里；第2次针右曲池、左足三里；第三次针双侧合谷。依次交替三回，2日1次，10次为1个疗程。

【适应证】脾虚湿热、心火上炎型口疮。

【注意事项】辨证要准确，治疗期间禁食辛辣刺激等食物。

【出处】刘森亭主编.针灸［M］.西安：陕西科学技术出版社，2002.02.

综合评按：中医学认为，脾开窍于口，心开窍于舌，若口腔不洁，感染秽毒或过食辛辣厚味致心脾积热，循经上攻于口腔，灼伤于唇舌之肌膜，化腐成脓而形成本病。正如《圣济总录·口齿门》所说："口舌生疮者，心脾经蕴热所致也，盖口属脾，舌属心，心者火，脾者土，心火积热传之脾土，二脏俱蓄热毒，不得发散，攻冲上焦，故令口舌之间生疮。"《本草纲目》："咽喉生疮者，以吴茱萸研末醋调，贴两足心，移夜便愈。""其性虽热，而能引热下行，盖亦从治之义。"《本草求真》："胆南星味苦性凉，能解小儿风痰热滞，故治小儿急惊最宜。"故胆南星与吴茱萸相合能泻火散热，有釜底抽薪之功，故用此治小儿心脾积热型口疮。另外，临床用涂、抹、擦等方法也取得一定疗效。

第五节　鹅口疮

鹅口疮因口腔、舌上满布白屑，状如鹅口，故名。多为口腔不洁，感染邪毒（白色念珠菌）所致。本病多发于新生儿、久病体弱、营养不良的婴幼儿，长期应用广谱抗生素，引起菌群失调，也可继发本病。重病患者白屑可蔓延到鼻道、咽喉或气管，影响呼吸和吮乳。

1. 临床诊断

本病多见于新生儿、久病体弱者，或长期使用抗生素及激素患者。舌上、颊内、牙龈或上颚散布白屑，可融合成片。重者可向咽喉处蔓延，影响吸奶与呼吸，偶可累及食管、肠道、气管等。取白屑少许涂片，加 10% 氢氧化钠液，置显微镜下，可见白色念珠菌芽孢及菌丝。

2. 中医分型

（1）心脾积热型：口腔满布白屑，周围焮红较甚，面赤，唇红，或伴发热、烦躁、多啼，口干或渴，大便干结，小便黄，舌红，苔薄白，脉滑或指纹青紫。

（2）虚火上浮型：口腔内白屑散在，周围红晕不著，形体瘦弱，颧红，手足心热，口干不渴，舌红，苔少，脉细或指纹紫。

一、药物外治疗法

（一）穴位贴敷法

处方 036

吴茱萸研末备用。

【用法】取吴茱萸 6g，用米醋适量调匀，每天晚上布包患儿足底涌泉穴一次，一般连敷 3 次痊愈。

【适应证】小儿鹅口疮。

【注意事项】皮肤过敏或破损者禁用，如有皮肤起疱者停用。

【出处】《中医外治杂志》2004，13（4）：29.

处方 037

吴附膏：吴茱萸 10g，附子 10g。

【用法】共研细末，用食用醋调成糊状，外敷足心（即涌泉穴），胶布固定，1 天 1 次。

【适应证】鹅口疮。

【注意事项】贴敷后忌生冷、海鲜、油腻、辛辣刺激性食物。

【出处】《中医外治杂志》2006，15（6）：12.

处方 038

抽薪散：吴茱萸 3 份、胆南星 1 份。

【用法】上药研为细末，混合贮瓶内，切勿泄气，备用。临睡前将脚洗净，擦干，取抽薪散 15g 用陈醋调成糊状，贴敷于双涌泉穴，外用纱布裹紧，每次贴 12 小时即可，一般贴 3~6 次即愈。

【适应证】鹅口疮。

【注意事项】本方适用于全身发热不明显者。

【出处】《陕西中医》2006，27（3）：361.

处方 039

生香附、生半夏各 6g，鸡蛋 1 枚。

【用法】上药研细末，取蛋清适量共调匀做饼，贴患者两脚心，每日 1 次，3 天为 1 疗程。

【适应证】心脾积热及虚火上浮型鹅口疮。

【注意事项】皮肤过敏者忌用。

【出处】罗和古主编.穴位敷药巧治病［M］.北京：中国医药科技出版社社，2006.09.

处方 040

巴豆仁 1g，西瓜子仁 0.5g。

【操作】上药共研碎出油，加少许香油调敷，揉成团状贴于印堂穴，15 秒取下，每日 1 次，连用 2 次。

【适应证】小儿鹅口疮。

【注意事项】敷此药时间不能太久，否则易引起局部皮肤发红脱屑。

【出处】《中西医结合杂志》1987，7（9）：548.

（二）涂擦法

处方 041

五倍子、明矾各等份，冰片少许。

【用法】将五倍子、明矾分别捣碎如米粒，和匀，放于砂锅内用文火炙炒，并不停搅拌，融合释放水分如枯矾状，离火冷固取出，研极细粉末，另研冰片少许加入拌匀，贮瓶备用。以净指蘸冷开水黏药粉少许涂患处，每日 13 次，1~3 日即退落痊愈。

【适应证】鹅口疮。

【注意事项】敷药期间少食辛辣刺激性食物，如用一无显效者，可加用醋调细辛散敷脐疗法。

【出处】《新中医》1981，（10）：30.

处方 042

乌梅炭、枯矾、儿茶各 9g，硼砂 1.5g。

【用法】先将乌梅放置锅内，用烈火煅，使乌梅肉变成褐色即可（不要煅制过火），后备用。再把枯矾放入锅内，用烈火煅制成松软呈海绵样，用指压即成细粉为度，研末，然后按剂量将乌梅炭、枯矾、儿茶、硼砂，混合研成细粉，最后加冰片 1.5g 即成，装瓶备用。将口腔溃疡面清洗后，把药粉均匀撒布疮面上。

【适应证】小儿溃疡性口炎（鹅口疮）。

【注意事项】本药粉有轻微刺激性，涂后会有短暂疼痛，药粉要用密闭瓶盛装，以防潮湿。

【出处】《新中医》1974，（1）：16.

处方 043

大黄、冰片、儿茶各等份。

【用法】把上药研末成粉剂，每瓶内装 3g，使用时先用生理盐水清洗患处，然后用消毒棉棒蘸药涂敷患处，日 3~4 次。

【适应证】婴儿鹅口疮。

【注意事项】为使药物接触时间更长些，在涂药后 1 小时内暂不喂奶。

【出处】《辽宁中医药大学学报》2009，11（8）：144.

处方 044

青黛 10g，硼砂 6g，冰片 3g。

【用法】先把硼砂冰片研成末，再投入青黛拌匀共研成细末，过 60 目筛，治疗时用消毒棉棒蘸青黛散涂口腔疮面上，含化 2~3 分钟后咽下或吐出即可，早晚各涂 1 次。

【适应证】婴幼儿口腔炎鹅口疮。

【注意事项】涂药期间注意多饮温开水，微汗更佳。

【出处】《中医乡村医生杂志》1999：5.

（三）敷脐法

处方 045

细辛 3g。

【用法】研为细末，置于脐眼内，以填平为度，上用胶布覆盖固定，2日后取下。一般经 2~3 次敷脐即可消除症状。

【适应证】鹅口疮。

【注意事项】脐部保持清洁干燥。

【出处】《中国民间疗法》2002，10（2）：33.

处方 046

生半夏 6g，黄连 3g，栀子 3g。

【用法】共研细末，陈醋调成糊状（1 次量），睡前敷患儿脐部，纱布包扎，重者可连敷 2~4 次。

【适应证】鹅口疮。

【注意事项】贴敷后忌生冷、海鲜、油腻、辛辣刺激性食物。

【出处】贾河光，王贵淼主编 . 内病外治［M］. 成都：四川科学技术出版社，1985.10.

（五）擦洗法

处方 047

板蓝根 10g。

【用法】板蓝根 10g，加水浓煎，去渣取液，用棉签蘸药液反复擦洗患处，每日 6 次，擦药 1~4 天，可愈。

【适应证】小儿鹅口疮。

【注意事项】嘱患儿多食富含维生素的食物，避免刺激性食物。

【出处】《辽宁中医杂志》2006，33（5）：584.

处方 048

心脾积热方：黄芩 10g，生地 10g，竹叶 10g，黄柏 10g，苦参 10g，玄参 10g，麦冬 10g，黄连 5g，连翘 10g，白及 10g。

处方 049

虚火上浮方：生地 10g，知母 10g，黄柏 10g，丹皮 10g，夏枯草 10g，苦参 10g，地榆 10g，紫草 10g。

【操作】上述方药以冷水 300ml 浸泡 30 分钟，武火煎至水沸后，改为文火煎 40 分钟取汁 50ml，每日 3~5 次，以无菌棉签蘸取药汁拭口，5 天为 1 个疗程。

【适应证】心脾积热及虚火上浮型鹅口疮。

【注意事项】对成分过敏者禁用，忌食生冷辛辣刺激性食物。

【出处】《实用口腔医学杂志》2008，24（1）：114.

二、非药物外治法

灸法

处方 050

足三里、合谷、地仓、三阴交。发热者加曲池。

【操作】每日施灸 1~2 次，用艾条悬灸，每穴 5~10 分钟，3 次为 1 个疗程。

【适应证】鹅口疮。

【注意事项】皮肤以温为度，避免烫伤。

【出处】朱坤福，祝蕾，杨海珍著．《中国灸疗学》[M]．中医古籍出版社，2018.02

综合评按： 西医学认为，鹅口疮由口腔黏膜白色念珠菌感染，如强行将白膜剥离，会发生局部出血，如处理不当，病情加重，白腐可蔓延到咽部、喉头、食管等，可伴有吞咽困难及呼吸不畅等危险症状。本病虽然治疗方法很多，但一般疗效并不十分理想，而且不易被患儿接受。本文所述诸法，简便易行且不乏灵验之方，据报道，用板蓝根煎汁擦洗法，治疗 21 例患儿，经半天至 4 天后，全部获愈。又如用巴豆仁、西瓜子仁为主薄贴印堂穴，治疗 190 例，经 2 次治疗，即痊愈 171 例，好转 15 例，总有效率达 97.9%，另外，醋调吴茱萸末敷脐法、艾灸疗法等亦不失为有效之法。临床上若能据具体情况，适当选用，可提高本病的治愈率，减轻患儿痛苦。

第六节　呕吐

呕吐是因胃失和降，气逆于上，以致乳食由胃中上逆经口而出的一种病症。古人将有声有物谓之呕，有物无声谓之吐，有声无物谓之哕。因呕与吐常同时出现，故多称呕吐。

1. 临床诊断

有感受外邪、乳食不洁、饮食不洁、情志失调等病史。乳食水液等从胃中上涌，经口而出。常伴嗳腐食臭、恶心纳呆、胃脘胀闷等症。重症呕吐者，有阴伤液竭之象，如饮食难进，形体消瘦，神萎烦渴，皮肤干瘪，囟门及目眶凹陷，啼哭无泪，口唇干红，呼吸深长，甚至尿少或无尿，神昏抽搐，脉微细欲绝等症。

2. 中医分型

（1）外邪犯胃型：突发呕吐，胃脘不适或疼痛，伴发热恶寒，鼻塞流涕，全身不适，舌淡红，苔薄白，指纹红，脉浮紧。

（2）乳食积滞型：呕吐乳食，吐物为酸臭乳块或不消化食物，不思乳食，口气臭秽，脘腹胀满，吐后觉舒，大便秘结或泻下酸臭，舌质红，苔厚腻，脉滑数有力，指纹紫滞。

（3）胃热气逆型：食入即吐，呕吐频繁、声响，吐物量多臭秽，口渴多饮，面赤唇红，或伴发热，烦躁不安，大便秘结，小便短赤，舌红苔黄，脉滑数，指纹紫滞。

（4）脾胃虚寒型：起病缓慢，病程较长，食久方吐，时作时止，食少不化，吐物多为清稀痰水或乳食残渣，色淡少味。伴面色苍白，精神疲倦，四肢欠温，腹痛绵绵，得温较舒，大便稀溏，舌淡苔白，脉迟缓无力，指纹淡。

（5）肝气犯胃型：呕吐酸水或食物，嗳气频频，情志刺激加重，精神郁闷，易怒多啼，舌边红，舌苔薄腻，脉弦，指纹紫。

一、药物外治疗法

（一）敷脐法

🥣 处方 051

大葱、胡椒、吴茱萸各等份。

【操作】共捣碎，炒热敷于脐上，纱布覆盖，胶布固定，每日1次。

【适应证】外感风寒型、脾胃虚寒型呕吐。

【注意事项】有脐病或者脐部感染者禁用。

【出处】汪受传主编.中医儿科学［M］.上海：上海科学技术出版社，2006.08.

（二）穴位贴敷法

处方 052

胡椒10g，绿茶3g，酒曲2个，葱白20g。

【操作】共捣成糊状，分贴于中脘、膻中、期门穴，每日1次，每次6~12小时。

【适应证】肝气犯胃型呕吐。

【注意事项】上述穴位皮肤破损者禁用，贴敷后过敏者慎用。

【出处】汪受传主编.中医儿科学［M］.上海：上海科学技术出版社，2006.08.

二、非药物外治法

（一）推拿法

处方 053

揉板门、运八卦、摩腹、推天柱骨、捏脊、分腹阴阳、推下七节骨。

【操作】揉板门100~200次、逆运八卦50~100次、摩腹100~200次、推天柱骨100~500次，捏脊6遍，至长强穴至大椎穴轻轻提捏脊柱皮肤肌肉，第1、2遍捏而不提，第3、4遍捏3下提2次，5、6遍捏而不提；分腹阴阳100次、推下七节骨100次。每次治疗约20分钟，每日1次。

【适应证】乳食积滞型呕吐。

【注意事项】推拿前患儿宜空腹，并排空二便，医者准备推拿油作为介质，推拿时手法宜轻巧，切勿重滞；小儿呕吐要注意饮食调节，呕吐频繁者，注意禁食。

【出处】《浙江中医杂志》2013，48（5）：359.

处方 054

清胃经、清大肠经、掐合谷、退六腑、运内八卦、清天河水、清肝经、分推手阴阳。

【操作】清胃经 300 次、清大肠经 300 次、掐合谷 3~5 次、退六腑 100 次、运内八卦 100 次、清天河水 100 次、清肝经 100 次、分手阴阳 100~150 次。

【适应证】胃热气逆型呕吐。

【注意事项】患儿应适当控制饮食，呕吐频繁者应予禁食，待病情缓解后再予进食。

【出处】汪受传主编.中医儿科学［M］.北京：中国中医药出版社，2007.03.

处方 055

揉小天心、清肝经、掐五指节、补脾经、顺运八卦、横纹推向板门。

【操作】揉小天心 300 次，清肝经 100 次，掐五指节 3~5 次，分手阴阳 100~150 次，补脾经 100~500 次，顺运内八卦 100 次，横纹推向板门 100~300 次。

【适应证】肝气犯胃型呕吐。

【注意事项】推拿环境应安静和谐，避光、避风、温度适宜，推拿过程注意安抚患儿情绪，推拿手法要求轻快、柔和、平稳。

【出处】汪受传主编.中医儿科学［M］.上海：上海科学技术出版社，2006.08.

（二）针刺法

处方 056

主穴：中脘、足三里、内关。配穴：热盛加合谷，寒盛加大椎、上脘，食积加下脘，肝郁加阳陵泉、太冲。

【操作】足三里平补平泻法，内关、中脘用泻法，配穴按虚补实泻操作，每日 1 次。呕吐发作时，可在内关穴强刺激并持续运针 1~3 分钟。

【适应证】呕吐各型，可随症加减。

【**注意事项**】针刺时注意避开血管及内脏，以防发生不良后果。平时注意饮食调理，少食肥甘厚味食物。

【**出处**】汪受传主编.中医儿科学［M］.上海：上海科学技术出版社，2006.08.

综合评按：呕吐是小儿常见脾胃系疾病，因胃失和降，气逆于上，以致乳食由胃中上逆经口而出的一种病症，由于小儿体质稚嫩，临床用药局限性很大，治疗效果欠佳，中医外治法免除了小儿服药之苦，在小儿呕吐治疗中占有重要地位。敷脐（神阙穴）法、穴位贴敷等疗法使药物经穴位进入机体，经气血、经络的运行，直达病处，从而起到降逆止呕之效，文中所选小儿推拿最具有中医特色，运用推拿手法作用于小儿机体，能起到健脾和胃降逆、运达上下之气作用，其中揉板门配推天柱是治疗的重点。值得指出的是，治疗小儿呕吐要注意饮食调节，推拿手法宜轻巧，切忌重滞。

第七节　厌食

厌食是以较长时间厌恶进食、食欲不佳或饮食量减少为特点的小儿临床常见病、多发病。该病一年四季均可发病，以夏季最为多见。各年龄儿童均可发病，以1~6岁为多见。城市儿童发病率较高，预后良好，但长期不愈者，可使气血生化乏源，抗病能力下降，而易罹患他症，甚或影响生长发育转化为疳证。本病病因有喂养不当、他病伤脾、先天不足等因素。病位主要在脾、胃。脾胃运化失健为病机。本病相当于西医的厌食症。

1. 临床诊断

（1）有喂养不当、病后失调、先天不足或情志失调史。

（2）长期食欲不振，厌恶进食，食量明显少于同龄正常儿童。

（3）面色少华，形体偏瘦，但精神尚好，活动如常。

（4）除其他外感、内伤慢性疾病。

2. 中医分型

（1）脾失健运型：食欲不振，厌恶进食，食而乏味，或伴胸脘痞闷，嗳气泛恶，大便不调，偶尔多食后则脘腹饱胀，形体尚可，精神正常，舌淡红，苔薄白或薄腻，脉尚有力。

（2）脾胃气虚型：不思进食，食而不化，大便偏稀夹不消化食物，面色少华，形体偏瘦，肢倦乏力，舌质淡，苔薄白，脉缓无力。

（3）脾胃阴虚型：不思进食，食少饮多，皮肤失润，大便偏干，小便短黄，甚或烦躁少寐，手足心热，舌红少津，苔少或花剥，脉细数。

一、药物外治疗法

（一）穴位贴敷法

处方 057

党参 30g，白术 15g，砂仁 20g，木香 10g，三棱 15g，莪术 15g。腹痛加乌梅、玄胡；便秘加大黄、芒硝；消瘦倦怠加人参；胁痛加柴胡、白芍；舌红少苔或苔花剥加沙参、石斛。

【操作】研细末，过 100 目筛后备用。选用芝麻油 500g 瓶装备用。冰片 200g 溶于 75% 乙醇 500ml 中装瓶备用。将方中诸药放入容器中，加入适量麻油、冰片溶液调成膏状，摊在 $1cm^2$ 大小塑料纸上，用橡皮膏固定在选定的穴位上，每次贴敷 2~12 小时，1 次 / 天。贴敷后热敷 2 次，7 天为 1 个疗程。

【适应证】脾胃不和、脾胃气虚、脾胃阴虚型小儿厌食症。

【注意事项】禁肥甘生冷之类。

【出处】《中国实用医药》2010，5（3）：195-196.

处方 058

炒神曲、炒麦芽、焦山楂各 10g，炒莱菔子 6g，炒鸡内金 5g。

【操作】将上述药物共研细末，加淀粉 1~3g，用开水调成糊状。晚上睡前敷于患儿脐上，外用绷带固定，次晨取下。每日 1 次，5 次为 1 个疗程，如不愈，间隔 1 周，再进行第 2 个疗程。

【适应证】小儿厌食症。

【注意事项】局部有疮疡、皮肤感染者禁用。

【出处】《中医杂志》1986，（2）：31.

（二）中药热熨法

处方 059

沉香、焦山楂、神曲、陈皮、鸡内金各等份，小麦皮 100g。

【操作】加醋适量炒热，装入棉布袋中，放中脘、神阙、天枢穴位上，每天 2 次，每次 20 分钟，2 天可收效，连续治疗 5~7 天。

【适应证】小儿厌食症。

【注意事项】小儿皮肤柔嫩，易损伤，用药过程中家长注意加强护理，防止烫伤。

【出处】《临床合理应用》2010，3（9）：75.

二、非药物外治疗法

（一）针刺法

处方 060

四缝穴。

【操作】嘱患儿仰掌，取食指、中指、无名指、小指之指掌面，手指第一节与第二节关节横纹中央处，用安尔碘或 75% 酒精棉球局部消毒，避开血管，用一次性毫针点刺深约 0.5mm，挤出少许血液，后用消毒干棉球擦拭，按压 1~2 分钟止血。

【适应证】脾失健运型小儿厌食症。

【注意事项】注意针刺部位皮肤消毒，避免感染。

【出处】《辽宁中医杂志》2019，（46）：2168-2172.

（二）推拿法

处方 061

天河水、肾水、四横纹、板门等。

【操作】在患儿的有关穴位上使用按、推、揉、滚等手法，对有关穴位进行刺激。在患儿清天河水穴位推拿至少 100 次，在补肾水穴位上推拿 600 次，在四横纹穴位上推拿至少 100 次，在清板门穴位上推拿 400 次，在清肺金穴位上推拿 400 次，在总筋部位上按揉 300 次，逆运内八卦不少于 200 次，在小天心部位按揉 200 次，在二人上马部位按揉 200 次，推退下六腑至少 400 次。每天为患儿推拿 1 次，疗程为 7 天。

【适应证】脾胃积热型厌食。

【注意事项】小儿皮肤柔嫩，推拿过程中力量适度。

【出处】《临床研究》2018，5：94.

（三）耳穴压豆法

处方 062

胃、脾、小肠、健脾胃点。

【操作】用耳穴探侧诊断仪，找准穴位感应点：胃、脾、小肠、健脾胃点，用胶布剪成 1cm×0.8cm 的小方块，将王不留行籽 1 粒放在胶布中心，然后贴在新选的耳穴上，每穴按压 200 多次，每日更换 1 次，两耳交替贴，7 次为 1 个疗程。

【适应证】小儿厌食症。

【注意事项】间断性刺激、按压穴位。

【出处】《内蒙古中医药》1996，（S1）：73–74.

综合评按：厌食症是小儿常见病，随着生活质量的提高，儿童营养状况日益受到家长的重视。外治法治疗小儿厌食，易被患儿接受，疗效显著且安全，但须注意穴位贴敷及中药热熨法会出现皮肤过敏现象，如果出现，应立即停用。在治疗本病的同时，应注意纠正偏食等不良习惯。家长要按照科学进食原则来调节饮食，起居有常，饮食有节是预防小儿厌食发生的重要措施。

第八节　泄泻

泄泻是一种常见的脾胃系疾病。临床以大便次数增多，粪质稀薄或如水样为特征，一年四季均可发生，以夏秋季节发病率为高。不同季节发生的泄泻，证候表现有所不同，2 岁以下小儿发病率高。本病多由脾胃运化功能失职，湿邪内生所导致，发病后易耗气伤液，重症可伤阴损阳，产生危笃之变。迁延日久，常导致小儿营养不良、生长发育迟缓、疳积等症。本病相当于西医学的婴幼儿消化不良、脂肪泻、肠吸收不良综合征、病毒性肠炎等病症。

1. 临床诊断

有乳食不节、饮食不洁，或冒风受寒、感受时邪病史。大便次数明显增多，严重者达每日 10 次以上。粪呈淡黄色或清水样；或夹奶块、不消化物，如同蛋花汤；或黄绿稀溏，或色褐而臭，夹少量黏液。可伴有恶心、呕吐、腹痛、发热、口渴等症。重症泄泻，可见小便短少、高热烦渴、神疲萎弱、皮肤干瘪、囟门凹陷、目眶下陷、啼哭无泪等脱水征，以及口唇樱红、呼吸深长、腹胀等酸碱平衡失调和电解质紊乱的表现。大便镜检可有脂肪球或少量白细胞、红细胞。大便病原学检查可有轮状病毒等病毒检测阳性，或致病性大肠埃希菌等细菌培养阳性。

2. 中医分型

（1）湿热泻：大便水样，或如蛋花汤样，泻下急迫，量多次频，气味秽臭，或见少许黏液，腹痛时作，食欲不振，或伴呕恶，神疲乏力，或发热烦闹，口渴，小便短黄，舌质红，苔黄腻，脉滑数，指纹紫。

（2）风寒泻：大便清稀，夹有泡沫，臭气不甚，肠鸣腹痛，或伴恶寒发热，鼻流清涕，咳嗽，舌质淡，苔薄白，脉浮紧，指纹淡红。

（3）伤食泻：大便稀溏，夹有乳凝块或食物残渣，气味酸臭，或如败卵，脘腹胀满，便前腹痛，泻后痛减，腹痛拒按，嗳气酸馊，或有呕吐，不思乳食，夜卧不安，舌苔厚腻，或微黄，脉滑实，指纹滞。

（4）脾虚泻：大便稀溏，色淡不臭，多于食后作泻，时轻时重，面色萎黄，形体消瘦，神疲倦怠，舌淡苔白，脉缓弱，指纹淡。

（5）脾肾阳虚泻：久泻不止，大便清稀，澄澈清冷，完谷不化，或见脱肛，形寒肢冷，面色白，精神萎靡，睡时露睛，舌淡苔白，脉细弱，指纹色淡。

一、药物外治法

（一）薄贴法

处方 063

速得效小膏药：肉桂、白头翁、马齿苋、小茴香各等份。

【用法】上药烘干、研末，以麻油炼丹后掺入药粉收膏，每张药膏 3g，用时将膏药用文火烘化后，贴敷于神阙穴处。3 日内效果不明显者可更换 1 次。

【适应证】小儿腹泻（实热型较虚寒性收效差且慢，但仍有一定疗效）。

【注意事项】用此法治疗期间停用其他药物。

【出处】《安徽中医学院学报》1989，8（4）：31.

处方 064

豆诃贴：煨肉豆蔻 10g，熟诃子 10g，肉桂 8g，吴茱萸 8g，升麻 4g。

【用法】以上药物均研成粉末，每次用 5g，以陈醋 5~8ml 调成药饼状，外用无菌纱布单层包裹，直接贴压于脐部，然后外覆医用胶布粘贴固定，过敏体质患儿选用防过敏医用胶布粘贴固定。贴敷之前用 75% 酒精棉签消毒脐部，每次贴敷 20 小时，休息 4 小时后用第 2 贴，连续用药 3 次。

【适应证】脾肾阳虚型泄泻。

【注意事项】贴敷胶布可采用无刺激防过敏胶布，避免发生过敏反应。

【出处】《河北中医》2016，38（1）：39-45.

（二）脐疗法

⚗️处方 065

香白芷、干姜各 3g

【操作】上药共为细末，以蜜为膏。先用白酒擦洗脐部，使局部微热后，贴上药膏，点燃艾条，灸熨膏上。每日 1 次。10 日为 1 个疗程，一般需 2~3 个疗程。

【适应证】小儿脾肾阳虚型泄泻。

【注意事项】注意艾灸时温度，以防烫伤。

【出处】张俊庭主编.中医奇方妙治真传［M］.北京：中医古籍出版社，1994.06.

⚗️处方 066

干姜、艾叶、小茴香各 20g，川椒 15g，鲜姜 30g。腹胀不矢气者，加荜茇 9g；小便少者，加葱白 7 根；大便黄黏、呕吐痰涎者，加大蒜 5 瓣。

【操作】上药共为细末，以鲜姜 30g 捣烂拌匀，敷小儿脐上，并用热水袋保持温度，昼夜连续，5 日为 1 个疗程，或病愈为止。

【适应证】小儿虚寒型及风寒型泄泻。

【注意事项】皮肤敏感者，适当减少每次治疗时间。

【出处】《中医杂志》1987，28（2）：50.

⚗️处方 067

藿香正气散合葛根芩连汤。

【操作】先将二方药粉碎为末，并分别将 500g 散剂溶于 60% 乙醇 1000ml 中，密闭放置 10 天，中间需经常摇动，后取滤液加蒸馏水 1000ml、二甲基亚砜 200ml，即成藿香正气酊剂及葛根芩连酊剂。根据患者寒热属性不同而分别选用藿香正气酊剂及葛根芩连酊剂。用时以毛笔蘸所需酊剂适量，以神阙穴为中心向外涂，上至剑突下至耻骨，每日涂 4 次，共治疗 5 天。

【适应证】婴幼儿腹泻。

【注意事项】局部有疮疡、皮肤感染者禁用。

【出处】《中国针灸》2004，24（7）：121.

（三）穴位贴敷法

处方 068

藿香、苏叶、白芷、桔梗、升麻、柴胡各 50g，姜半夏、厚朴、苍术、生山楂、莱菔子、山药、大腹皮、大腹子各 60g，猪苓、泽泻、陈皮、枳实、茯苓各 40g，桂枝、砂仁、人参、干姜各 30g。

【操作】上药碾为粗末，投入 75% 酒精中（酒精与药末之比为 1∶1.5），浸泡 1 周，去渣取汁，并用蒸馏法提取精制药液，装瓶备用。治疗时，用胶布条将 1 粒赤豆大小棉球固定于穴位，用管滴药使棉球饱含药液。选穴：神阙、天枢、中极、足三里。加气海、腋窝。

【适应证】寒湿型泄泻。

【注意事项】皮肤敏感者适当减少贴敷时间，忌剧烈运动，以免出汗过多影响疗效。

【出处】《江苏中医杂志》1987，8（10）：27.

处方 069

葛根、柴胡、连翘各 50g，黄芩、黄柏、生石膏、滑石、煨肉豆蔻各 80g，川楝子、制半夏、淡吴萸、莱菔子、生山楂、炒麦芽、车前子、泽泻各 40g。

【操作】上药碾为粗末，投入 75% 酒精中（酒精与药末之比为 1∶1.5），浸泡 1 周，去渣取汁，并用蒸馏法提取精制药液，装瓶备用。治疗时，用胶布条将 1 粒赤豆大之棉球固定于穴位，用管滴药使棉球饱含药液。选穴：神阙、天枢、中极、足三里、脾俞、胃俞。

【适应证】湿热型泄泻。

【注意事项】感觉贴敷处烧灼刺痛难忍者，停止治疗并观察。

【出处】《江苏中医杂志》1987，8（10）：27.

（四）敷囟门法

处方 070

绿豆粉 10g，鸡蛋 1 个。

【操作】鸡蛋去黄用清，用绿豆粉调蛋清敷于囟门上，泻止去药（亦可用糯米粉 10g，调鸡蛋清敷囟门）。

【适应证】婴幼儿消化不良所致的腹泻。

【注意事项】贴敷过程中出现过敏反应，需停止治疗。

【出处】《中医杂志》1990，31（4）：54.

（五）敷足心法

处方 071

颠倒苦苍散：苦参、苍术。

【操作】上二味各研细末，以米醋调敷两足心，外用纱布包裹，4~12 小时换 1 次。热重者苦参、苍术之比为 3∶1；湿重者为 1∶3。

【适应证】小儿湿热型泄泻。

【注意事项】贴敷后忌生冷、海鲜、油腻、辛辣刺激食物。

【出处】《中医杂志》1990，31（4）：54.

（六）桑枝灸法

处方 072

桑枝 1 根（经验方）。

【操作】长强穴为主穴，脾俞、肾俞为配穴。点燃桑枝，摇灭火焰，对准穴位，迅速灸点，手法要轻，刹间离穴，此时可听到响声，灸后有米粒大斑痕，一般不需处理。每日 1 次，一般需 3 次。

【适应证】婴幼儿单纯性腹泻。

【注意事项】注意灸的温度，以防烫伤。

（七）浴足法

处方 073

葛根 50g，白扁豆 100g，车前草 150g

【操作】上药加水 2000ml，上火煎 20~30 分钟，将药液倒入盆内，然后兑温开水，以超过足踝为度，水温保持 30℃左右，浸泡脚部 30~60 分钟，每日 2~3 次。伤食泄泻加莱菔子 20g，脾虚泄泻加凤仙花 30g，或桂枝 50g。

【适应证】湿热型、伤食型及脾虚型泄泻。

【注意事项】起疱或局部皮肤发红、瘙痒，或用药后可出现过敏反应，应停止。

【出处】《山东中医杂志》1989,（2）: 12.

处方 074

地锦草合剂：地锦草 20g，黄芩、黄连各 15g，葛根 20g，诃子、肉豆蔻各 12g。

【操作】水煎取汁 500ml，药液温度控制在 38~40℃，患儿保持坐位，每次 40 分钟，每日 2 次。

【适应证】小儿秋季腹泻。

【注意事项】饭前饭后半小时内不宜进行足浴。

【出处】《四川中医》2011，29（1）: 107-108.

（八）熏洗法

处方 075

鬼针草 5 株。

【操作】上药加水浸泡 15 分钟，煎取浓汁，连渣放入桶内，熏洗患儿双脚，每次 5 分钟，间隔 2 分钟，连续熏洗 3~4 次。每日进行 4 次。1~5 岁熏洗脚心，5~15 岁熏洗到脚面，泄泻严重者，熏洗部位可适当提高。

【适应证】小儿单纯性腹泻。

【注意事项】注意温度适中。

【出处】韩家驹编.中医外治方药手册 [M].西安：陕西科学技术出版社，1990.02.

（九）中药灌肠法

处方 076

葛根 15g，黄芩 10g，黄连 10g，甘草 10g。

【操作】将灌肠药液用恒温箱加热至 38℃，用 50ml 注射器连接静脉输液针一端软管（另一端剪去针头），抽取药液（20~35ml），令患儿根据病情取合适卧位，臀部垫高约 10cm，用液状石蜡润滑患儿肛周皮肤，将输液软管插入肛管 11~15cm，液面至肛门高度应 < 30cm，将药液缓缓推入患儿直肠，反折并拔出软管，擦净肛门，操作完毕。嘱家长平抱患儿半小时以上，利于药液吸收。

【适应证】湿热型泄泻。

【注意事项】灌肠前嘱患儿先行排便，以免保留时间短药物随大便排出影响疗效。

【出处】《河北中医》2016，24（3）：25-26.

（十）穴位离子导入法

处方 077

黄连、黄柏、白头翁、秦皮、香附、泽泻。依情况，斟酌用量。

【操作】加释控剂和透皮剂，穴位选神阙、大肠俞，每天 1 次，直至大便成形，疗程 2~5 天，平均 3 天。

【适应证】小儿腹泻。

【注意事项】皮肤过敏者慎用，若伴严重脱水、电解质紊乱、酸碱平衡失调等，则需配合补液等对症处理。

【出处】《实用预防医学》2005，12（3）：681-682.

二、非药物外治法

（一）推拿法

处方 078

脾经、大肠经、八卦、六腑、脐、七节骨。

【操作】用滑石粉作介质，清补脾经、清大肠经各 300 次，运八卦 200 次，退六腑 300 次，顺时针方向揉脐 150 次，推下七节骨 300 次，其余穴位操作次数可根据病情加减，每日推治 1 次，伴发热者加清天河水，呕吐者加推天柱骨，腹胀加分推阴阳。

【适应证】婴幼儿秋季腹泻。

【注意事项】小儿皮肤柔嫩，推拿过程中力量适度。

【出处】《中医外治杂志》1996，5：21.

（二）针刺法

处方 079

寒湿泄泻型（主穴取神阙、天枢；配穴取足三里、阴陵泉等），脾胃虚弱型（主穴取脾俞、足三里；配穴取中脘、胃俞等）、肾虚泄泻型（主穴取肾俞、命门；配穴取水分、上巨虚等）。随证取穴：湿热者加曲池；脾气虚加百会；食滞者加上廉；呕吐加内关。

【操作】急性泄泻用提插捻转泻法，慢性泄泻用补法或烧山火法。

【适应证】泄泻。

【注意事项】针刺时保持放松，避免紧张。

【出处】《中国继续医学教育》2016，29（8）：168–170.

处方 080

上腹中线、上腹侧线、下腹中线、下腹侧线。

【操作】取银质飞针，用 75% 酒精棉球擦拭针体和针头，置酒精灯上烧灼 2 秒，患儿由家长抱着平放于大腿上。主穴：①上腹中线、上腹侧线（上腹中线各向两边旁开 2 寸，与上腹中线平行，左右各 1 条）、下腹中线（脐下方至耻骨沿的连线）、下腹侧线（下腹中线各向两边旁开 2 寸，与上腹中线平行，左右各 1 条），取穴以脐为中点，每穴间隔 0.5cm，各线近脐处各取 3 个穴位；②骶区刺激线（即八髎穴所在）；③长强穴点刺。配穴：呕吐者加上腹区刺激线穴位，腹痛明显者加腹痛区刺激线，发热者加头面部前额区刺激线。针法：医者持针连续、快速、轻浅地刺入相应穴位，各循环针刺 3 次，不能有出血。每天针刺 1 次，连续治疗 5 天。

【适应证】小儿急性泄泻。

【注意事项】过程中出现晕针现象，立即停止并给予相应处理。

【出处】《中医儿科杂志》2015，11（3）：73–74.

（三）耳穴压豆法

处方 081

耳穴主穴：口、胃、小肠、大肠。配穴：湿热泻者加耳尖、三焦、腹穴；伤食泻者加脾、腹穴；阳虚泻者加脾、肾、皮质下穴。

【操作】采用王不留行籽贴压耳穴。

【适应证】湿热型、伤食型及脾肾阳虚型泄泻。

【注意事项】注意防水，以免脱落，耳郭有炎症时不宜采用。

【出处】《湖南中医杂志》2015，31（9）：132-133.

（四）艾灸法

处方 082

取穴：中脘、神阙、天枢。

【操作】点燃一根艾条，燃烧部位离皮肤3cm左右，先回旋灸神阙3分钟，再分别雀啄灸神阙、中脘、天枢各2分钟，紧接着以神阙为中心，沿任脉循行部位往返灸3~5分钟，往返灸需达到中脘及关元穴，最后分别对中脘、神阙及天枢施以温和灸，以所灸部位皮肤潮红为度。每日1次，连续5日为一个疗程。

【适应证】小儿慢性泄泻。

【注意事项】有明显热象者不宜。

【出处】《内蒙古中医药》2012，18：28-29.

综合评按：《医宗金鉴·幼科心法要诀》指出："小儿泄泻需认清，伤乳停食冷热惊，脏寒脾虚是水泻，分消温补治宜精。"中医外治法治疗小儿泄泻，历代医籍多有载述。小儿脏器清灵，皮肤柔嫩，药物容易通过皮肤－黏膜吸收而作用于病变部位。因而，中医外治小儿泄泻为历代医家所推崇。因脐中为神阙穴，系任脉要穴，与督脉命门相对应，任督二脉，起着调节五脏六腑诸阴诸阳之功能，故脐疗可作为治疗儿科泄泻的首选方法。中医认为经络是运行全身气血，联系脏腑肢节，沟通上下内外的通路，足太阴脾经起于足大趾内侧，上行进入腹部属脾络胃，足阳明胃经从胃下口沿腹腔下行止于足。利用中药汤剂足浴使药物通过足部皮肤渗透吸收作用，药物成分随经络气血运行而发挥作用。本文中介绍的浴足法中应用地锦草合剂治疗 1 个疗程后，痊愈 42 例，显效 14 例，无效 4 例，总有效率 93.3%。穴位注射、灌肠等法，治疗小儿胃肠炎属于湿热、寒湿、虚寒型效果均佳，穴位注射有药物和针刺的双重作用，对调整小儿肠胃功能极为有利。《理瀹骈文》指出："外治之理，即内治之理，外治之药即内治之药，所异者法耳。"贴敷之药，切近皮肤，彻于肉理，同样能将药之气味透过皮肤直到经脉，摄于体内，融化于津液之中，具有内外一贯之妙。泄泻患儿应适当控制饮食，减轻脾胃负担。对吐泻严重及伤食泄泻患儿暂时禁食，以后随着病情好转，逐渐增加饮食量。忌食油腻、生冷、不洁及不易消化的食物。

第九节　便秘

便秘以大便干、排出困难，排便间隔时间延长为主要特点，可伴排便恐惧，肛裂便血等症状。多因喂养不当，或暴饮暴食，或过食肥甘厚味、煎炸烹调之品，或添加各种辅食过早过杂等有关。西医学将本病分为功能性便秘与器质性便秘。中医所谓小儿便秘不通畅是指功能性便秘，占小儿便秘 90% 以上。

1. 临床诊断

功能性便秘罗马Ⅲ诊断标准（＜ 4 岁）至少符合下列 2 项条件，并持续 1 个月：

①每周排便≤ 2 次。

②每周至少有 1 次大便失禁（能够自行排便后）。

③有大量粪便潴留史。

④有排便疼痛或排便困难史。

⑤直肠内有巨大的粪块。

⑥排出的大便粗大堵塞厕所。伴随的症状包括易激惹、食欲减退和（或）早饱。

2. 中医分型

（1）食积内热型：大便干燥排出稍困难、大便先干后调，或大便夹有不消化的食物，伴腹胀不适，胃纳差，口气臭秽，舌红苔厚腻，脉缓。

（2）燥热内结型：大便干结，腹部胀或痛，多汗怕热，小便短赤，烦躁，舌红苔黄，脉数有力。

（3）肠燥津枯型：大便干燥、坚硬如羊屎，数日一行，排出极其困难，甚者肛裂出血，口干，盗汗，舌红，苔少欠润，脉细数。

（4）脾虚气弱型：大便次数少、干燥，疲倦乏力，面黄，消瘦，脘腹不适，不思饮食，舌质淡或舌质淡胖有齿痕，苔薄白或白腻，脉濡缓。

（5）气血两虚型：排便困难、干燥，数日一行，且常有排便乏力、不净感，面色无华，口唇色淡，舌淡苔薄白，脉细弱。

一、药物外治法

（一）穴位贴敷法

处方 083

大黄、木香各 10g，苦杏仁 6g。

【操作】上述中药取免煎中药粉，加香麻油少许调制成糊状，然后用胶布神阙穴贴敷，敷药范围以穴位中心为圆心直径约 2cm，每 12 小时更换 1 次。

【适应证】小儿功能性便秘。

【注意事项】患脐病者禁用。在治疗过程中嘱调节饮食结构，训练定时排便习惯；穴贴同时可配合双侧足三里穴位按摩，每穴持续 15 分钟，持续治疗 10 天。

【出处】《中国中西医结合儿科学》2013，10（5）：431-432.

处方 084

芒硝、丁香各等量。

【操作】研为细末，外敷肚脐处，伤湿止痛膏固定，每日换药 1 次，连续 2~3 天。

【适应证】食积内热型便秘。

【注意事项】伴有脐部感染者禁用，治疗同时需配合调整饮食习惯，多食吃蔬菜、水果，少吃油炸、辛辣之品。

【出处】《中国民间疗法》2014，22（9）：24.

处方 085

玄明粉、胡椒各 5g。

【操作】研为细末，置于伤湿止痛膏中央，外敷肚脐处固定，每日换药 1 次，连续 3~5 天。

【适应证】小儿便秘。

【注意事项】贴敷同时注意清淡饮食；贴敷后出现脐部过敏者慎用。

【出处】《家庭中医药》2010，（6）：45.

（二）灌肠法

处方 086

生大黄末 0.1~0.3g。

【操作】将生大黄末 0.1~0.3g 放入无菌容器中，加入生理盐水 20ml 搅拌均匀，保留灌肠。

【适应证】新生儿胎粪性便秘。

【注意事项】新生儿患有肛周疾病者禁用。

【出处】《中国妇幼保健》2005，（17）：2275.

（三）坐浴法

处方 087

小蓟 20g，生大黄 10g，槐花 15g，全瓜蒌 20g。

【操作】每日 1 剂，水煎成约 500ml 药汁，先熏洗肛门，再坐浴 15~30 分钟，每日 1~2 次，7 天为 1 个疗程。

【适应证】小儿便秘。

【注意事项】药浴水温适中，避免烫伤等。治疗同时注意饮食营养均衡，养成良好进食、排便习惯，必要时应进行心理疏导。

【出处】《内蒙古中医药》2012,（06）：28.

二、非药物外治法

（一）小儿推拿

处方 088

补脾土、揉外劳宫、推三关、逆运内八卦、揉中脘、摩腹、捏脊背。

【操作】嘱患儿采取坐或仰卧位，治疗者站于一侧，对患儿需要实施推拿的穴位进行定位，补脾土 300 次，揉外劳宫 200 次，推三关 150 次，逆运内八卦 300 次，揉中脘 200 次，摩腹顺时针 200 次，捏脊 5 遍，每天 1 次，7 天为 1 个疗程。

【适应证】小儿脾虚便秘。

【注意事项】患有肛肠疾病和巨结肠病（肠梗阻、幽门狭窄等）应先治疗原发病。

【出处】《中医外治杂志》2017,26（2）：39-40.

处方 089

清大肠、退六腑、运内八卦、按揉阳池、按揉足三里、推下七节骨、摩胁肋、摩腹。

【操作】嘱患儿采取坐或仰卧位，治疗者站于一侧，对患儿需要实施推拿的穴位进行定位，清大肠 300 次，退六腑 300 次，运内八卦 100 次，按揉阳池 300 次，按揉足三里 50 次，推下七节骨 100 次，摩胁肋 100 次，摩腹 5 分钟。

【适应证】小儿便秘属实证者。

【注意事项】推拿前患儿宜空腹，排小便，家长陪同配合，注意保暖，推拿过程中随时观察患儿反应，适当调整手法与用力关系，掌握刺激量。

【出处】罗才贵主编 . 使用中医推拿学［M］. 成都：四川科学技术出版社，2004.6.

（二）针刺法

处方 090

支沟、天枢、足三里、上巨虚，配穴随症加太溪、太冲等。

【操作】患儿取仰卧位，家长陪同配合，医者以 0.25mm×25mm 毫针，进针约 5mm，行针 10~15 秒，出针，不按针孔。隔日 1 次，3 次为 1 个疗程。

【适应证】小儿肠道实热便秘。

【注意事项】针刺时定位准确，注意避开血管和神经，患儿多畏针灸，难以久静，故取穴宜少而精、不留针。

【出处】《中国民间疗法》2017，25（09）：21.

综合评按：关于便秘，历代医家对其表述不同，最早见于《内经》"后不利""大便难""不能大便""闭"等称谓。有关小儿便秘的叙述，明代说法甚多，如薛铠《保婴撮要》记载"大便不能""大便不通""大便秘结"等。西医学研究发现，功能性便秘为小儿消化系统常见疾病之一，可以继发于其他疾病之后，又可以单独为病。中医外治疗法治疗小儿便秘，如穴位贴敷法、坐浴法、灌肠法、推拿法、针刺法等，方法众多。如穴位贴敷利于药物穿透皮肤弥散吸收，避免了患儿打针吃药的恐惧，更易被患儿所接受。灌肠法可使中药经肠道快速吸收，避免了肝脏及胃肠道对药物的影响以及药物对肝脏和胃肠道的不良刺激，其易于操作、方法简便。中医外治疗法治疗小儿便秘，方法众多，内容丰富。临证时，据病情需要可一种方法单独使用，亦可多种方法合用，必要时可采用中西医结合治疗。需要注意的是，临证重在明确辨证分型，对证择法，依法选方，施以正确的治疗。同时在中医外治的基础上患儿应注重饮食的调摄和养成良好排便习惯。幼儿多进食蔬菜、水果、粗粮等，忌食辛辣燥热之品，如辣椒、羊肉等。对于营养不良患儿，要加强营养、增强体力，使腹壁和肠壁增厚、张力增加，从而改善便秘症状。

第十节 积滞

积滞是小儿内伤乳食，停聚中焦，积而不化，气滞不行所形成的一种胃肠疾病，以不思乳食，食而不化，腹部胀满，嗳腐酸馊，大便不调为临床特征。本病性当于西医学"小儿消化功能紊乱"或"功能性消化不良"。

1. 临床诊断

（1）有乳食、伤食史，以不思乳食，食而不化，脘腹胀满，大便溏，酸臭或臭如败卵，或便秘为特征。

（2）可伴有烦躁不安，夜间哭闹或呕吐等症，大便常规可见不消化食物残渣、脂肪滴。

2. 中医证型

（1）乳食内积型：不思乳食，嗳腐酸馊或呕吐食物、乳片，脘腹胀满，大便酸臭，哭闹不宁，夜眠不安，舌质淡红，苔白垢腻，脉弦滑，指纹紫滞。

（2）食积化热型：不思乳食，口干，脘腹胀满，腹部灼热，手足心热，心烦易怒，夜寐不安，小便黄，大便臭秽或秘结，舌质红，苔黄腻，脉滑数，指纹紫。

（3）脾虚夹积型：面色萎黄，形体消瘦，神疲肢倦，不思乳食，食则饱胀，腹满喜按，大便稀溏酸腥，夹有乳片或不消化食物残渣，舌质淡，苔白腻，脉细滑，指纹淡滞。

一、药物外治疗法

（一）敷脐法

🥣**处方 091**

陈皮、砂仁、焦三仙、鸡内金、槟榔、草豆蔻、土炒白术、冰片、肉桂、藿香各等份。

【操作】上药按比例研末备用，用时取适量药末用温开水调成稠膏状敷于神阙穴，外用胶布固定，1 天更换 1 次，1 次 6~8 小时，连敷 6 天为 1 个疗程。

【适应证】脾虚夹积型积滞。

【注意事项】皮肤敏感者，适当减少贴敷时间。

【出处】《中国中医药现代远程教育》2015，13（2）：72-73.

处方 092

玄明粉 3g，胡椒粉 0.5g。

【操作】上药混匀，调和糊状敷脐，每晚 1 次，连用 3~5 天。

【适应证】小儿积滞。

【注意事项】贴敷后避免活动量过大多汗，以免影响疗效。

【出处】《家庭中医药》2010，（2）：50-51.

处方 093

芒硝 6g，厚朴 5g，枳实 5g，生大黄 6g。

【操作】上药共研为末，摊于 10cm×10cm 的 3 层纱布上，敷于患儿脐部，外以纱布绷带裹腹，上用热水袋（温度适中）温熨敷药部位 15~20 分钟，排气排便后去掉，拭净皮肤即可。

【适应证】小儿积滞大便偏干者。

【注意事项】患儿皮肤娇嫩，尽量采用无刺激防过敏胶布，避免发生过敏反应。

【出处】《中国中医急症》2015，24（4）：642-643.

（二）穴位贴敷法

处方 094

陈皮 10g，连翘 10g，莱菔子 10g，茯苓 10g，焦山楂 10g，焦神曲 10g，炒麦芽 10g，鸡内金 3g，芒硝 3g，枳实 6g。

【操作】上药用黄酒调和成药饼，直径为 3cm，厚约 0.8cm，置于无纺布胶贴中央，敷于神阙、脾俞穴，每日 1 次，每次 4~6 小时，冬春季每次可适当延长，10 天为 1 个疗程。

【适应证】乳食积滞兼有便秘。

【注意事项】可根据季节和患儿体质适当调整贴敷时间，不必拘泥于固定时间。

【出处】《中国中医基础医学杂志》2016，22（2）：234–235.

处方 095

肉桂、木香、胡黄连各等份。

【操作】将备用药粉以蜜汁调成膏状，制成直径约 1.5cm 药饼，相当于生药量约 4g，以医用通气胶贴固定于相应穴位（穴位选中脘、神阙、双脾俞、双天枢）。贴敷时间：6 个月~1 岁 1 小时，1~2 岁 2 小时，2~5 岁 2~3 小时，5 岁以上 4 小时。3 天为 1 个疗程。

【适应证】小儿积滞。

【注意事项】贴敷后忌生冷、海鲜、油腻、辛辣刺激等食物。

【出处】《中国中西医结合儿科学》2013，5（2）：113–115.

（三）熨贴法

处方 096

生姜、紫苏各 30~50g。

【操作】上药捣烂炒热，布包热熨脘腹部，或上药煎汤浴儿，并轻揉患儿胸腹。

【适应证】乳食积滞型积滞。

【注意事项】皮肤过敏者慎用。同时注意药液温度，避免烫伤。

【出处】《中国农村医学》1996，24（5）：10.

二、非药物外治法

（一）捏脊法

处方 097

脊椎两旁、肾俞穴。

【操作】两手沿脊椎两旁，由下而上连续地夹提肌肤，边捏边向前推进，自尾骶部开始，一直捏到颈枕部为止（一般捏到大椎穴，也可延至风府穴）。重复 3~5 遍后，再按揉肾俞穴 2~3 次。每天捏脊 1 次，6 次为 1 个疗程。

【适应证】脾虚夹积型积滞。

【注意事项】力度均匀，时间不宜太长。

【出处】《中国中医药现代远程教育》2015，13（3）：72-73.

（二）针刺法

处方 098

中脘、内庭穴。

【操作】取一寸银针两根，先泻中脘穴，后泻内庭穴（进针时疾速刺入，多捻转，徐徐出针，不留针）。

【适应证】小儿积滞。

【注意事项】手法不宜过重，若出现晕针现象，立马停止操作，让患儿平躺，严重者口服或静脉注射葡萄糖。

【出处】《河南中医药学刊》1998，13（3）：32.

（三）推拿法

处方 099

脾经、大肠经、板门穴、六腑、足三里、天枢等穴。

【操作】补脾经 100 次，清大肠经 100 次，揉板门穴 100 次，运内八卦 100 次，推六腑 100 次，揉足三里 100 次，揉脐、揉天枢 100 次，揉腹（顺时针）300 次（5 分钟），推下七节骨 100 次，揉长强 100 次，捏脊 5 遍，每日 1 次，每次 30 分钟，10 天为 1 个疗程。

【适应证】小儿乳食内积伴便秘者。

【注意事项】力度均匀，推拿部位皮肤有破损者，不建议做小儿推拿。

【出处】《中国中医基础医学杂志》2016，22（2）：234-235.

处方 100

胸腹部。

【操作】第一步：操作者抱着患儿坐于凳子上，小儿背紧贴于操作者前胸，操作者以两手紧抱着小儿的前胸，从上向下依次向后用力振按。第二步：小儿胸腹紧贴于操作者的胸腹部，操作者以两手紧贴小儿的背部，从上向下依次向后用力振按。每个部位按压 2 次，每次振按时，操作者挺胸、鼓腹配合，形成前后夹击之势，能显著改变胸腹内压，利于大便排出，从而治疗积滞或厌食。每次操作 3~5 遍，3 次为 1 个疗程，疗程间隔 3 天。

【适应证】小儿内伤乳食，脾胃纳运失职所致积滞，无论虚证、实证均可。

【注意事项】力量适中，操作手法不能过于粗暴。

【出处】《河南中医》2013，33（4）：572-573.

（四）刮痧法

处方 101

大肠俞、身柱、脾俞、肾俞、中脘、天枢、足三里。

【操作】上述每个部位刮拭以出痧为度，背部刮痧应从上向下刮拭，注意用力要均匀，尽量拉长刮拭面；腹部刮痧应从上向下刮；下肢部刮痧应逆经刮拭。

【适应证】小儿积滞化热者。

【注意事项】需注意空腹或饭后半小时内禁止刮痧。

【出处】《国医论坛》2014，29（5）：65-67.

综合评按：小儿积滞是小儿常见疾病，各年龄儿童均可发生本病，但以婴幼儿多见，如《小儿药证直诀·积痛》云："伤食则大便酸臭，不消化，畏食则吐食，宜以药下之……积痛，口中气温，面色黄白……畏食，或大便酸臭者。当磨积而痛自除……后和胃。"其治疗方法很多，中医外治疗效显著，穴位贴敷、推拿等方法治疗小儿积滞也有显著疗效，脾胃虚弱者，可常灸足三里穴。应辨证论治，适当选用。小儿乳食不知自节，家长的调护至关重要，不应该对孩子过分顺从，饭后不宜剧烈运动，少进肥甘厚腻之品。

第十一节 疳证

疳证是指小儿由于喂养不当或多种疾病影响，导致脾胃受损，气液耗伤，肌肤、筋骨、经脉、脏腑失于濡养而形成的一种小儿常见的慢性病症。临床以患儿形体消瘦，面黄发枯，精神萎靡或烦躁，饮食异常，大便不调为特征。其病变部位主要在脾胃，可涉及五脏。本病相当于西医学慢性营养缺乏症（营养不良），也包括由此病引起的多种维生素、微量元素缺乏症等。

1. 临床诊断

（1）有喂养不当或病后饮食失调及长期消瘦史。

（2）形体消瘦，体重比正常同年龄儿童平均值低 15% 以上，面色不华，毛发稀疏枯黄；严重者干枯羸瘦，体重可比正常平均值低 40% 以上。

（3）饮食异常，大便干稀不调，或脘腹膨胀等明显脾胃功能失调症状。

（4）兼有精神不振，或好发脾气，烦躁易怒，或喜揉眉擦眼，或吮指磨牙等症。

（5）贫血者，血红蛋白及红细胞减少。出现肢体浮肿，属于疳肿胀（营养性水肿）者，血清总蛋白大多在 45g/L 以下，人血白蛋白约在 20g/L 以下。

2. 中医分型

（1）疳气：形体略瘦，面色少华，毛发稀疏，不思饮食，精神欠佳，性急易怒，大便干稀不调，舌质略淡，苔薄微腻，脉细有力。

（2）疳积：形体明显消瘦，面色萎黄，肚腹膨胀，甚则青筋暴露，毛发稀疏结穗，精神烦躁，夜卧不宁，或见揉眉挖鼻，吮指磨牙，动作异常，食欲不振或善食易饥，或嗜食异物，舌淡苔腻，脉沉细而滑。

（3）干疳：形体极度消瘦，皮肤干瘪起皱，大肉已脱，皮包骨头，貌似老人，毛发干枯，面色白，精神萎靡，啼哭无力，腹凹如舟，杳不思食，大便稀溏或便秘，舌淡嫩，苔少，脉细弱。

一、药物外治疗法

穴位贴敷法

处方 102

白术、木香、白豆蔻各 3g，莱菔子 4g，砂仁 2g。

【操作】研末过筛，调陈醋成糊团状，搓成弹丸大小 4 个，用胶布贴敷在脾俞、足三里、神阙、中脘，每次敷贴 2~4 小时，一般至皮肤发红为止，隔日 1 次，4 周为 1 个疗程。

【适应证】小儿疳积。

【注意事项】贴敷后忌生冷、油腻、鱼腥。

【出处】《中医中西医结合儿科学》2011，3（5）：424-425.

处方 103

肥儿膏：黄芪、茯苓、白术、炙甘草、制厚朴、槟榔、山楂、麦芽、神曲、陈皮、益智仁、木香、砂仁、山药、莪术、使君子、川楝肉、胡黄连、芜荑各 15g。

【操作】麻油熬，黄丹收，朱砂 3g 搅，贴肚脐上。

【适应证】疳病虚中有积，肿胀泄泻。

【注意事项】皮肤敏感者，减少贴治时间。

【出处】李超主编 . 中医外治法类编［M］. 武汉：湖北科学技术出版社，1977.01.

处方 104

艾叶、酒、胡椒末各适量。

【操作】将艾叶捣烂，加酒、胡椒，调成糊状，敷于脐部。

【适应证】虚寒型疳积。

【注意事项】贴敷部位有破损者禁用。

【出处】黄宗勖主编 . 中草药外治疗法［M］. 福州：福建科学技术出版社，1981.12.

处方 105

疳积散：桃仁、杏仁、生山栀各等份。

【操作】上述药晒干研末，加冰片、樟脑少许贮藏备用。取药末 15~20g 用鸡蛋清调拌成糊状，干湿适宜，敷于双侧内关穴，然后用纱布包扎，24 小时后去之。

【适应证】疳证初中期。

【注意事项】纱布包扎，不宜过紧。疳证初中期，一般 1 次多见效，少数患儿 2 次，最多不超过 3 次，每次间隔 2~3 天。

【出处】王平等主编.常见病家庭疗法［M］.天津科学技术出版社，2001.01.

处方 106

消疳散：杏仁 7 个，巴豆 7 个，桃仁 7 个，栀子 7 个，芒硝 3g，大枣 7 个，黄米 1 把，大葱白 7 段。

【操作】先将前 4 味捣烂为末，然后将黄米、大枣蒸熟，再与其他药物混合捣成糊状，置于 1 块布上，敷于患者脐部，保留 24 小时即可，一般用 1 剂即可见效。

【适应证】小儿疳证。

【注意事项】饮食不可嗜偏，加强锻炼，增强体质；如效果不明显，可以于 1 周后再敷 1 剂。

【出处】《中国民间疗法》1996，（4）：34.

处方 107

青黛 5g，纯米醋适量，创可贴 1 张。

【操作】把青黛粉用米醋调和成糊状，尔后用小汤勺涂抹于创可贴之中间消毒纱布内，要涂抹均匀，再将涂好的创可贴粘敷于小儿脚底涌泉穴处。

【适应证】小儿疳积惊风。

【注意事项】纱布尽量用刺激较小的，以免发生过敏，如感觉明显不适则需去掉。

【出处】《家庭中医药》2013，7（7）：35.

二、非药物外治法

（一）割治法

处方 108

大鱼际。

【方法】在患儿手掌大鱼际肌局部严格消毒后，在鱼际穴沿皮纹作浅表割开，开口约 0.5cm，深约 0.3cm，挤出黄白色脂状物如小黄豆大，用创可贴包扎创口，1 周后在另一手按同样方法施术。

【适应证】小儿疳证。

【注意事项】割治时保持放松，避免紧张。

【出处】《黑龙江中医药》1999，（4）：50-51.

（二）推拿法

处方 109

板门、内八卦、足三里、脾俞、胃俞、三焦俞、长强、腹、脐、脊柱等。

【操作】①推脾土，自拇指外侧缘由外向里用推法，顺时针方向推 100 次，用以补脾健胃。②揉板门，在大鱼际隆起处揉法 50 次，用以消食积除膨胀。③摩腹揉脐：手掌放在脐窝中心，沿顺时针方向揉摩 5 分钟，使腹部有温热感，以散气消滞，消除膨胀。④捏脊：患儿俯卧脊背暴露，先用大拇指指腹按揉长强穴 50 次，将双手的中指、无名指和小指握成半拳状，食指半屈，拇指伸直对准食指前半段，二指相夹提捏患儿脊柱皮肤，自尾椎两旁双手交替向上推动至大椎，每捏 3 下向上提拉 1 次皮肤，共捏脊 5 遍，然后食、中两指揉脾俞、胃俞、三焦俞，每穴各 1 分钟，有改善小儿消化不良的作用。⑤在患儿的双足三里穴各按揉 2 分钟。在按揉过程中，拇指掐于足三里逐渐用力按揉，以皮带肉，要有一定的渗透力。⑥治疗一般连续 3 次为 1 个疗程，隔日 1 次，症状较重者适当增加 2 次。

【适应证】小儿疳积。

【注意事项】小儿脾胃脏器娇弱，手法以轻推顺推为补，同时小儿皮肤娇嫩，手法宜轻柔缓和。

【出处】《中国民族民间医药》2009，（18）：97.

（三）针刺法

✍处方 110

四缝。

【操作】患儿取坐位或由家人抱坐，令患儿伸出手掌，常规消毒双手四缝穴，医者左手固定患儿手指，右手持 6 号消毒注射针头刺四缝穴，深浅适宜，即有黄色黄白色黏液体渗出，稍用力挤出全部黏液即毕。每隔 5 天 1 次，2 次为 1 程。

【适应证】小儿疳证。

【注意事项】针刺时保持放松，避免紧张，若出现晕针，立即停止操作，嘱平卧休息，多可自行缓解。

【出处】《桂林医学院学报》1995，8（1）：5.

（四）耳穴压豆法

✍处方 111

耳穴：脾、胃、肝、大肠、神门、内分泌。

【操作】消毒一侧耳部后，将王不留行籽贴于耳部相应穴位，如脾、胃、肝、大肠、神门、内分泌。嘱患儿或家长每天按压耳贴 4~6 次，注意耳部勿沾水，48 小时后自行撕去。每周 2 次，两耳交替贴穴。疗程为 4 周。

【适应证】小儿疳证。

【注意事项】注意防水，以免脱落，耳郭有炎症时不宜采用。

【出处】《新中医》2014，46（10）：143-144.

综合评按：小儿疳证多发生于 5 岁以下小儿，由于本病起病缓慢，病程越长病情越重，严重影响小儿的正常生长发育，病久易合并其他疾病而危及生命。故古代医家把疳证列为儿科的四大要证之一。中医外治多以敷药为主，疗效肯定，且易为患儿接受，目前已被广泛运用。据报道，脐疗法治疗 100 余例疳证患者，多在 3~5 天见效。《内经》云："耳者，宗脉之所聚""十二经脉皆通于耳"，耳穴压豆法通过刺激耳部穴位或反应点，通过经络传导，能够有效地调整脏腑功能。推拿法作用于患儿体表的特定部位，以调节机体的生理病理状态，达到一定的治疗效果。若能内外共治疗效更佳。同时治疗期间，还应依据病情，配合饮食调养，纠正不良饮食习惯。

第十二节 小儿腹痛

本节主要探讨无外科急腹症指征的功能性腹痛。小儿腹痛是指胃脘以下、脐之四旁以及耻骨以上部位发生的疼痛。该病在中医学中属"腹痛"范畴。中医认为小儿腹痛病因以寒、实多见，虚、热次之，小儿脾胃薄弱，经脉未盛，易为内外因素所干扰，凡腹内脏腑经脉受寒邪侵袭，或为乳食所伤，中阳不足，经脉瘀滞等，均可引起气机壅遏、经脉失调、气滞不通而发生腹痛，临床多以寒湿内阻、气滞、食积、虫痛为主。现代儿科虽发展迅速，但对于小儿功能性腹痛的治疗，仍以解痉止痛、助消化、调整肠道菌群、抗炎等为主。对于常规西药治疗，小儿耐药性较差，口服中药汤剂虽疗效确切，但口感欠佳，小儿依从性差，难以坚持长时间的治疗。近年来中医外治疗法发展迅速，在治疗小儿腹痛方面疗效确切、收效迅速、安全可靠。

1. 临床诊断

（1）有感受寒邪，乳食不当，外伤或手术等病史。

（2）以胃脘以下、脐周及耻骨以上部位疼痛为主要特征。

（3）腹痛以阵发性钝痛、隐痛为主。常反复发作，可自行缓解。

（4）除外腹部器官器质性病变、全身性疾病及腹部以外器官疾病引起的腹痛。

2. 中医分型

（1）腹部中寒型：腹痛阵作痛处喜暖，得温则舒，遇寒痛甚，唇舌紫暗，手足不温，或伴吐泻，小便清长，舌质淡红，苔白滑，脉沉弦紧，指纹红。

（2）乳食积滞型：腹部胀满疼痛，疼痛拒按，嗳哕酸腐，不思乳食，或夜卧不安，舌苔厚腻，脉沉滑，指纹紫滞。

（3）胃肠结热型：腹痛拒按，遇热痛剧，烦躁便秘，手足心热，渴喜冷饮，小便黄，舌质红，舌苔黄燥，脉滑或数，指纹紫滞。

（4）脾胃虚寒型：腹痛绵绵，喜温喜按，面白少华，精神倦怠，四肢不温，舌淡苔白，脉沉缓，指纹淡红。

（5）气滞血瘀型：腹痛拒按，痛有定处，经久不愈，口唇色晦，舌质紫暗或有瘀点，脉涩或指纹紫滞。

一、药物外治法

（一）敷脐法

处方 112

淡豆豉、食盐、生姜、葱白。

【操作】用淡豆豉、食盐适量，生姜数片，葱白数茎，捣烂，同炒至热，用细布包裹温熨脐部（神阙穴），同时轻轻揉按，冷后炒热再熨，直至痛止。

【适应证】新生儿腹痛（盘肠气痛）。

【注意事项】忌生冷、油腻、辛辣刺激性食物；对药物成分过敏者慎用。

【出处】《中医临床研究》2016，8（01）：78.

（二）穴位贴敷法

处方 113

公丁香 3g，白豆蔻 3g，肉桂 2g，白胡椒 4g。

【操作】共研细末，过 100 目筛，贮瓶备用。用时取药沫 1~1.5g，填敷脐中，再外贴万应膏。

【适应证】腹部中寒证、脾胃虚寒证新生儿腹痛。

【注意事项】对药物或皮肤过敏者慎用。

【出处】汪受传主编.中医儿科学［M］.北京：中国中医药出版社，2007.03.

（三）中药热敷法

处方 114

吴茱萸、肉桂、干姜、香附、延胡索、木香、陈皮等。

【操作】以上中药按照 3∶5∶6∶5∶3∶6∶6 的比例，取 150g，加入粗盐 250g，装入 20cm×30cm 的药袋中。将药袋置于微波炉内，加热约 1 分钟，温度适宜时敷于患儿腹部。药袋不热时继续置于微波炉内加热，每日 1 次，每次 30 分钟，腹痛剧烈可每日烫熨 2 次。1 周为 1 个疗程。

【适应证】小儿腹痛（排除阑尾炎、肠道蛔虫症、腹型小儿过敏性紫癜、小儿肠炎等）。

【注意事项】注意药液温度，以防烫伤，皮肤有感染时禁用。

【出处】《中医外治杂志》2018，27（5）：24–25.

二、非药物疗法

（一）背俞指针法

处方 115

足太阳膀胱经，肝俞、脾俞、胃俞。

【操作】推揉足太阳膀胱经 5~7 分钟至皮肤发红发热后再点按肝俞、脾俞、胃俞，每穴 10 分钟，频率为 100~120 次/分钟。

【适应证】小儿功能性腹痛。

【注意事项】针法力度适中，晕针者慎用。

【出处】《辽宁中医药大学学报》2013，15（9）：20–21.

（二）隔蒜灸

处方 116

足三里穴。

【操作】患者平卧，取穴足三里，将独头蒜切成 3~5mm 厚蒜片，中间以针刺数孔，放在穴位上，艾绒制作成豌豆大小艾灶放在蒜片上施灸，每穴灸 3 壮，隔日 1 次。结合口服四磨汤口服液，≤7 岁每次 10ml，每天 3 次口服；≥ 8 岁每次 15ml，每天 3 次口服。

【适应证】小儿功能性腹痛。

【注意事项】要求患儿养成良好的饮食习惯，避免进食刺激性、生冷及不易消化的食物，尽量克服偏食、挑食的不良习惯。

【出处】《现代诊断与治疗》2015，26（18）：4128–4129.

（三）捏脊联合拔罐法

🥣**处方 117**

捏脊：督脉。拔罐取穴：神阙、气海、关元、中脘等穴。

【操作】捏脊：患儿取俯卧位，露出背部，操作者站在患儿身体一侧，用双手拇指和食指捏起皮肤，从长强穴开始，沿着督脉向上提捏至大椎穴，采用"捏三提一法"，即每捏 3 次提一下，反复操作 6~10 遍，至皮肤红热为止，每日 1 次。拔罐：以神阙穴为主，取仰卧位，暴露腹部脐中央神阙穴，操作者选用小号火罐，使用 95% 乙醇棉球，采用闪火法罩于神阙穴上，留罐约 5 分钟，至局部皮肤充血并见到少量出血点，然后起罐。同时根据病情选用气海、关元、中脘、脾俞、胃俞、至阳、命门等穴位进行拔罐，操作同神阙穴方法。

【适应证】小儿功能性腹痛。

【注意事项】拔罐期间，用毛毯或被子盖在患儿腹部，避免腹部受凉，皮肤破溃者慎用。

【出处】《河北中医》2018，40（10）：1555–1557.

【综合评述】中医外治法治疗小儿功能性腹痛疗效确切，操作简便，易为患儿接受，已逐步得到推广和认可。但该病易反复发作，应加强随访以判断中医外治小儿腹痛的远期疗效，对疗效评价意义重大。

第十三节　佝偻病

佝偻病是一种小儿常见病，因体内维生素 D 不足引起全身性钙、磷代谢失常和骨骼改变。早期表现为易惊烦啼，或神志淡漠，多汗，厌食，腹大背凸，晚期以骨骼系统改变为特征的一种慢性疾病。西医学小儿佝偻病分为两大类：维生素 D 缺乏佝偻病，效应细胞异常性佝偻病。本文主要讨论维生素 D 缺乏佝偻病。本病属中医学的"疳证""五迟病""五软病""鸡胸""龟背""背偻""解颅"等范畴。

1. 临床诊断

主要依据症状，特征及实验室检查确诊。其诊断要点如下。

（1）多发于 2 岁以下婴幼儿，每年冬春季加重。

（2）易惊，睡不实，好哭闹，多汗，常有枕秃。

（3）方头，囟门开大，闭合晚，胸部可见串珠胸及哈氏沟，严重者有鸡胸、"O"型或"X"型腿，肌肉松弛，腹部常为蛙腹。

（4）X 线检查：桡骨骨骺端增宽，状如杯口，钙化线呈毛刷状。

（5）血液生化检查：血清钙正常或降低，血清磷明显降低，碱性磷酸酶升高，钙磷乘积小于 30。

2. 中医分型

（1）初期：多汗、夜惊，轻度骨骼改变，苔薄，脉缓细。

（2）活动期：有明显的多汗、夜惊，出现"手镯""串珠胸"，可有不同程度的骨骼畸形和肌肉松弛，舌淡，指纹淡红。

（3）后期：生长发育迟缓，筋骨软弱无力，出现五迟、五软证，舌淡少苔，脉迟无力，指纹淡红。

一、药物外治疗法

（一）擦牙法

处方 118

鹿茸 15g，熟地黄、当归各 9g，雄鼠骨（微火炒）3g。

【方法】上药研为末，日擦牙 3~4 次，直至牙齿生出。

【适应证】小儿齿迟。

【出处】贾一江等主编. 当代中医外治临床大全［M］. 北京：中国中医

药出版社，1991.04.

处方 119

芎归散：川芎、干山药、当归、炒白芍、炙甘草各等份。

【方法】上为细末，将此干药末日擦牙龈数次。

【适应证】小儿齿迟。

【出处】贾一江等主编 . 当代中医外治临床大全［M］. 北京：中国中医药出版社，1991.04.

（二）贴敷法

处方 120

生蟹足骨 15g（焙干），白蔹 15g。

【方法】上药捣碎，乳汁和匀，贴头顶骨缝上，日贴 1 次。

【适应证】解颅。

【注意事项】对药物成分过敏者禁用。

【出处】贾一江等主编 . 当代中医外治临床大全［M］. 北京：中国中医药出版社，1991.04.

处方 121

菖蒲 20g，艾叶 30g，川芎 12g，羌活 10g，茯苓 12g，五味子 12g。加减：初期加牡蛎 6g；后期加乳香 12g，麝香 0.3g。

主穴：关元、囟门。配穴：初期取两足踝尖、涌泉；后期取命门、百会。

【方法】将药物研细末，调拌鸡蛋清或麻油外贴敷穴位。然后温灸。

【适应证】小儿五迟。

【注意事项】对药物成分过敏者禁用。

【出处】贾一江等主编 . 当代中医外治临床大全［M］. 北京：中国中医药出版社，1991.04.

（三）灯火蘸法

处方 122

灯心草。

【方法】以灯心蘸麻油灯火，烧灼所选定的穴位或部位，手法要迅速，一触及皮肤便即离去。

【适应证】疳积之肚腹胀大，青筋暴露者佝偻病。

【注意事项】注意手法迅速，以免烫伤皮肤。

【出处】贾一江等主编.当代中医外治临床大全［M］.北京：中国中医药出版社，1991.04.

二、非药物外治法

（一）火针

处方 123

骨骼畸形部位（主要是鸡胸、漏斗胸、串珠、龟背等处）。

【操作】用 1 根 4~6cm 的不锈钢针，取 1 根铅笔样大小，长 12~16cm 木质材作为针柄，把不锈钢针固定在针柄上，将硫黄等药研末，装入广口瓶备用，另准备 1 个小砂轮、1 支蜡烛。操作方法：用打火机点燃蜡烛，医者右手持针，把针尖在砂轮上磨锋利，放在火上烧热，趁热到广口瓶里蘸上药末，再回到火上点燃药末，快速、准确地刺入患儿骨骼畸形部位（主要是鸡胸、漏斗胸、串珠、龟背等处）针刺深度为 1mm 左右，不留针，迅即出针，每间隔 4~5mm1 针，每 10 天行针 1 次，每 3 次为 1 个疗程，疗程间休息 2~3 天，再行下个疗程。治疗 2~3 个疗程。

【适应证】佝偻病。

【注意事项】在治疗期间，忌服雄鸡、鲢鱼等。

【出处】《江西中医药》2008，5（5）：59.

（二）推拿法

处方 124

头面部、胸腹部、背部、四肢及臀部。

【操作】在常规药物治疗的基础上，加以全身经络推拿治疗，自头面部开始轻柔推拿患儿全身，按照头面部、胸腹部、背部、四肢及臀部的顺序，重点按摩患儿的重要穴位及有病变的骨骼关节，每日推拿 2 次，共 30 天。

【适应证】活动期佝偻病。

【注意事项】在治疗期间，忌服雄鸡、鲢鱼，注意力度适中。

【出处】《西部医学》2014，11（26）：1523-1525.

（三）艾灸法

处方 125

肺俞穴及足踝处。

【操作】肺俞穴灸 5 壮，日 1 次，灸两足踝各 3 壮。

【适应证】小儿五岁不能行者。

【出处】贾一江等主编. 当代中医外治临床大全［M］. 北京：中国中医药出版社，1991.04.

综合评按：佝偻病，中医一般多用内治法治疗，中医外治法常作为辅助疗法。鸡胸、龟背、五迟、五软症、解颅、疳证均为较难治疗的病证，每一种中医外治法都需较长期使用，才能获得一定疗效。

第十四节　惊风

惊风是小儿时期常见的一种以抽搐伴神昏为特征的证候，又称"惊厥"，俗名"抽风"。起病急暴，属阳、属实者，统称急惊风；病久体虚，属阴、属虚者，统称"慢惊风"。类似于西医学的惊厥，散见于高热，中枢神经系统感染，非感染性中枢神经系统疾患，中枢神经功能异常、中毒、维生素 D 缺乏而引起的疾病中。

（1）急惊风

①感受风邪型：多见于冬春季，受邪轻者，发热，咳嗽，流涕，头痛，咽红，伴有四肢拘急，目睛上视，牙关紧闭，舌苔薄白或微黄，质红，脉浮数；受邪重者，壮热不退，手足躁动，项强瘛疭，惊厥较甚，甚至出现瘀点瘀斑，舌红苔燥，脉象弦数。

②感受暑邪型：多见于盛夏炎热季节，病起发热无汗，嗜睡，项强，较大儿童常诉头痛、怕风，继而壮热，嗜睡与烦躁交替出现，有时抽搐、口渴、便秘，舌质红苔黄；病情严重时持续高热，反复抽搐，神志不清，舌苔厚或灰糙，质起红刺，脉滑数，或出现深度昏迷，或狂躁不宁，或呼吸障碍等危象。

③湿热疫毒型：多见于夏秋季节，起病急骤，突然壮热，神志昏迷，反复抽搐，或烦躁谵妄，继而大便稀臭或夹有脓血，舌质红，苔黄，脉滑数。

（2）慢惊风

①脾胃虚弱型：脾阳虚者：精神萎靡，嗜睡露睛，面色萎黄，不思饮食，大便清稀，四肢欠温，抽搐无力，时作时止，舌苔白，质淡，脉细弱。胃阴虚者：皮肤干枯，目眶凹陷，啼哭无泪，口渴、烦躁、唇红，手足蠕动，舌红绛，无苔，脉细数。

②脾肾阳虚型：精神淡漠，面色㿠白，额汗不温，四肢厥冷，昏睡露睛，溲清便溏，手足蠕动，舌质淡，苔薄白，脉沉细或微弱。

③肝肾阴虚型：形体憔悴，精神委顿，虚烦低热，手足心热，肢体震颤瘛疭，易出汗，大便干，舌尖红绛，少津，脉细数。

在施行以上治疗的同时，还可配合食醋熏蒸，消毒居室（将食醋 2~5ml/m³，用酒精灯加热蒸发，每日 1 次，每次 30 分钟）。因小儿病情发展快，传变迅速，如经上述方法治疗，病情不减甚至有加重迹象者，则应警惕肺炎、肾炎、心肌炎等合并发生，宜尽早做全面检查，从速中西医结合治疗，以免延误病情。

一、药物外治疗法

（一）鼻饲法

处方 126

雄精、冰片、皂荚子。

【方法】雄精 5 份（即雄黄颜色鲜艳半透明有光泽者），冰片、皂荚子各 1 份，每次 0.3~0.6g，用石菖蒲 16g 煎汤鼻饲。

【适应证】小儿急惊风属痰浊内蒙，深度昏迷，舌苔厚腻者。

【注意事项】哭闹时禁用，对药物过敏者禁用。

【出处】李洪涛主编.中医外感病学［M］.合肥：安徽科学技术出版社，1993.01

处方 127

僵蚕、枯矾、薄荷、生姜。

【方法】上药各等份，药物煎汤鼻饲。

【注意事项】对药物过敏者禁用，鼻饲时注意防止呛咳。

【适应证】急惊风。

【出处】贾一江等主编.当代中医外治临床大全［M］.北京：中国中医药出版社，1991.04.

处方 128

苍术、丁香、明天麻、麻黄、大黄、蟾酥、麝香、甘草、雄黄、朱砂。

【方法】上方药均配量研末，药物煎汤鼻饲。

【注意事项】患儿不配合治疗时禁用，待患儿情绪稳定后方可。

【适应证】急惊风。

【出处】贾一江等主编.当代中医外治临床大全［M］.北京：中国中医药出版社，1991.04.

（二）吹鼻法

处方 129

猪牙皂角 3g，生半夏 3g，北细辛 1g。

【方法】诸药共研细末，用鸡心蘸药入鼻孔，得喷嚏为验。

【注意事项】上药有毒，药量适中即可，不可口服。

【适应证】小儿急惊风。

【出处】贾一江等主编.当代中医外治临床大全［M］.北京：中国中医药出版社，1991.04.

🥣 处方 130

南星、半夏、皂角、薄荷、细辛各 3g。

【方法】诸药共研细末吹鼻。

【适应证】惊风。

【出处】李超.中医外治法简编［M］.武汉：湖北人民出版社，1977.

（三）穴位贴敷法

🥣 处方 131

生附子 5g，吴茱萸 10g，面粉 30g，醋适量。

【方法】将前 2 味药共研细末，与面粉拌匀，用醋调成一药饼，蒸熟备用。先用两手擦患者足心，以发热如火为度（对小儿手法宜轻），然后用温热适度的药饼贴敷足心（涌泉穴），男左女右，用布包好。小儿药量减半。

【注意事项】注意附子有毒勿食，对药物过敏者禁用。

【适应证】小儿急惊风。

【出处】程爵棠编著.单方验方治百病［M］.北京：人民军医出版社，2006.

🥣 处方 132

桃树（两层皮）120g，葱白 20 个，灯心 6 只。

【方法】共捣烂如泥，外敷于患儿的两手心（劳宫）、足心（涌泉），每日换药 1 次，3~5 日为 1 个疗程。

【适应证】各种急慢惊风。

【注意事项】皮肤过敏者或破溃者禁用。

【出处】罗和古等主编.穴位敷药巧治病［M］.北京：中国医药科技出版社，2006.07.

处方 133

胡椒、栀子、葱白各 7 个，鸡蛋清。

【方法】药和之摊布上，贴心窝，24 小时后除下，有青黑色为见效。

【适应证】惊风。

【注意事项】注意防止惊恐，皮肤过敏、破损者禁用。

【出处】贾一江等主编.当代中医外治临床大全［M］.北京：中国中医药出版社，1991.04.

（四）灌肠法

处方 134

安宫牛黄丸 1 粒，大黄苏打片 10 片。

【方法】药放 100ml 温水中溶解后，用注射器将药液推入肛门，保留 15 分钟，用药 1 次，30 分钟见效，肠鸣腹泻，热退、痉止。

【适应证】惊风。

【注意事项】药液不可过热或过凉，注意保留灌肠时间，以免影响药效。

【出处】王文安著.校园医学小百科儿科自诊自疗［M］.呼和浩特：远方出版社，2002.05.

处方 135

薄荷叶、寒水石各 15g，青黛、白僵蚕、朱砂各 3g，全蝎 2 只，炒猪牙皂、槐角各 1.5g。

【方法】诸药共为细末，以灯草汤和乳汁调，时时灌之。

【适应证】急惊风。

【注意事项】对药物成分过敏者禁用。

【出处】贾一江等主编.当代中医外治临床大全［M］.北京：中国中医药出版社，1991.04.

（五）擦洗法

处方 136

金银花 20g，薄荷 15g。

【方法】上药放入清水中浸润，蒸馏收集馏液，药渣加水适量，温浸 1 小时，浸液沉淀并浓缩至适量，合并馏液加入乙醇 15ml，重点擦洗曲池、大椎、风池、风府穴及腋下。

【适应证】外感发热所致高热、惊厥。

【注意事项】对金银花及薄荷过敏者及皮肤破损者禁用。

【出处】贾一江等主编.当代中医外治临床大全［M］.北京：中国中医药出版社，1991.04.

处方 137

薄荷、防风各 15g，麦冬 9g，胆南星 6g，黄连 3g，当归身 6g，羚羊角 3g。

【方法】上药煎汤抹胸背。

【适应证】惊风。

【注意事项】药物过敏者禁用，胸背破损处禁用。

【出处】贾一江等主编.当代中医外治临床大全［M］.北京：中国中医药出版社，1991.04.

处方 138

天竺黄 9g，青黛、轻粉各 3g，黑丑 15g。

【方法】诸药共为末，白蜜为丸，薄荷汤调擦胸口。

【适应证】惊风抽搐。

【注意事项】注意摩擦力度适中，皮肤过敏、破损者禁用。

【出处】贾一江等主编.当代中医外治临床大全［M］.北京：中国中医药出版社，1991.04

（七）敷脐法

处方 139

全蝎 5 个，蜈蚣 1 条，僵蚕 5 条，蝉蜕 7 个，鸡蛋 1 个。

【方法】诸药研成细末，填于患者脐中，外盖煮熟鸡蛋 1 个，用布袋束好，每日换药 1 次，连续敷 3~5 日。

【适应证】惊风。

【注意事项】注意饮食卫生，科学喂养，提高小儿抗病能力。防止惊恐，远离过分刺激的音响、噪杂之音。一旦小儿惊风，可先进行推拿、点掐穴位，或针灸配合内服药物治疗。

【出处】贾一江等主编.当代中医外治临床大全［M］.北京：中国中医药出版社，1991.04.

处方 140

薄荷 3g，牛黄 3g，羚羊角 3g，黄连 3g，白芍 3g，青蒿 6g，石菖蒲 20g。

【方法】诸药研为细末，调拌凡士林或麻油，外贴敷于肚脐、囟门。

【适应证】惊风。

【出处】贾一江等主编.当代中医外治临床大全［M］.北京：中国中医药出版社，1991.04.

（八）热熨法

处方 141

党参、黄芪、白术、甘草、酒白芍、陈皮、半夏、天麻、川乌、全蝎、天南星、丁香各 6g，朱砂 1g，生姜 3g，枣 5 枚。

【方法】诸药炒熨脐部。

【适应证】慢脾风。

【注意事项】注意防止烫伤皮肤，对药物过敏者禁用。

【出处】贾一江等主编.当代中医外治临床大全［M］.北京：中国中医药出版社，1991.04.

处方 142

黄土 1000g。

【方法】入酒、醋各半，调和炒热，布包熨腹部。

【适应证】惊风。

【注意事项】注意防止烫伤皮肤。

【出处】贾一江等主编.当代中医外治临床大全［M］.北京：中国中医药出版社，1991.04

（九）沐浴法

处方 143

蜂房 30g。

【方法】上药加水 1000ml 煎浴，或用燕窝泥亦可。

【适应证】惊风见小儿发热手搐。

【注意事项】水温不宜过高，注意防止烫伤皮肤，皮肤破损者禁用。

【出处】贾一江等主编.当代中医外治临床大全［M］.北京：中国中医药出版社，1991.04

二、非药物外治方法

（一）针灸法

处方 144

取十宣、大椎、曲池、水沟、神门、太冲、涌泉穴，以及手部的十二井穴。

【辨证配穴】痰多者，加丰隆、列缺穴；口噤者，加合谷、颊车穴。

【方法】在操作中，应用泻法捻转、强刺激。其中水沟穴向上斜刺，用雀啄法；大椎穴可用点刺、拔罐放血等；十二井穴、十宣穴可用点刺挤血法。

【适应证】急慢惊风。

【注意事项】注意防止小儿晕针，力度宜适中。

【出处】World Latest Medicine Information（ElectronicVersion）2019，19（92）：88.

（二）推拿联合艾灸法

处方 145

推拿：补推脾土，清肝经，捏脊，揉涌泉、足三里。艾灸穴位：大椎、脾俞、关元、气海、百会。

【方法】口服中药的同时，配合灸法推拿治疗。补推脾土 3 分钟；清肝经 2 分钟，捏脊 6 次；揉涌泉、足三里各 1 分钟。艾灸大椎、脾俞、关元、气海、百会各 2 分钟。1 天 1 次，1 周休息 1 天，治疗 2 周。

【适应证】脾虚肝旺型慢惊风。

【注意事项】推拿力度适中即可。

【出处】《光明中医》2016，31（01）：75-76.

处方 146

印堂、太阳穴。

【方法】将菜油入瓷罐内烤热，再将青布浸透菜油，先从患儿印堂推至太阳处，连续 4 次，再往下从上肢各关节推至手指，以及下肢各关节推至足趾各 1 次，推毕用被覆患儿微汗自出。

【适应证】惊风。

【注意事项】注意推拿力度适中。

【出处】贾一江等主编.当代中医外治临床大全［M］.北京：中国中医药出版社，1991.04.

（三）针刺法

处方 147

脊柱两侧，大椎、行间、足三里。

【方法】使用三棱针在龙路、火路的体表网结（穴位）进行挑刺，使皮肤微微出血，流出组织液，或挑出一些纤维物，可取患儿大椎、脊柱两侧、行间、足三里进行轻挑、浅挑的针刺手法，将针刺处消毒后，采用三棱针针刺，微量放血，有较好疗效。

【适应证】慢惊风。

【注意事项】术后注意消毒伤口，并叮嘱患儿及其家属注意防止伤口感染。

【出处】《湖南中医杂志》2019，35（08）：110-111.

（四）灯火灸法

🥣处方 148

取囟门、眉心、人中、承浆、少商、脐心、脐轮共十三燋。

【方法】用灯心草的一端浸蘸灯油或植物油，点燃后，以燃烧的灯火点灸上述穴位，操作时，可听到轻微的"噗、噗"爆响声，被点烧过的皮肤会出现米粒大小的白色焦点，患者有痛感。此法可使经络通畅、气血流通、邪得外出。

【适应证】急惊风、小儿脐风。

【注意事项】防止烫伤皮肤。

【出处】《世界最新医学信息文摘》2019，19（92）：88.

（五）艾灸法

🥣处方 149

合谷、阳陵泉或少商、大椎、承山、曲池、身柱穴或人中。

【方法】艾条灸合谷、阳陵泉，灸 5~10 分钟，每日 1 次，连灸 3~5 日。或灸少商、大椎、承山、曲池、身柱穴 3~5 壮，每日 1 次，连灸 3~5 日。或灸人中 3 壮，隔日 1 次，连灸 7~10 次为 1 个疗程。

【适应证】各种惊风。

【注意事项】防止烫伤皮肤。

【出处】贾一江等主编. 当代中医外治临床大全［M］. 北京：中国中医药出版社，1991.04.

（六）雀啄灸法

🥣处方 150

少商、合谷、曲池、人中、颊车、大椎、涌泉、行间、中脘、委中、百会、印堂、承山、足三里、胃俞、肾俞。

【方法】在上述穴位行雀啄灸，若患儿配合亦可用温和灸法。

【适应证】各种小儿惊风。

【注意事项】注意患儿情绪，防止烫伤皮肤。

【出处】贾一江等主编．当代中医外治临床大全［M］．北京：中国中医药出版社，1991.04.

【综合评述】惊风是小儿常见的疾患，尤其是急惊风，运用中医药外治法及时进行抢救，是临床上一个非常切实有效的步骤。本文所载外治法，方法简便，疗效可靠，为临床治疗小儿惊风提供参考。

第十五节　夜啼

小儿夜啼证主要见于初生婴儿，其主要特征是入夜则啼哭不安，症状有轻有重，重者通宵达旦啼哭，连夜发生，但白天安静，故与因疾病所引起的啼哭不同。此外，若因伤食、停食、饥饿、尿布浸湿、皮肤瘙痒等引起的啼哭者，不属于本病的范围。

中医分型

（1）脾脏虚寒型：啼哭声音低弱，睡喜蜷曲，腹喜摩按，四肢欠温，吮乳无力，大便溏薄，小便色清，面色青白，唇舌淡红，舌苔薄白，指纹淡红。

（2）心经积热型：啼哭时哭声较响，见灯火甚则哭声更剧，哭时面赤唇红，烦躁不安，身腹俱暖，大便秘结，小便短赤，舌尖红，苔黄，指纹红紫。

（3）暴受惊恐型：夜间突然啼哭，似见异物状，哭声不已，精神不安，睡中时作惊惕，面色青灰，舌苔多无变化，指纹青紫。

一、药物外治疗法

（一）敷脐法

处方 151

朱砂 0.5g，五倍子 1.5g。

【方法】将药物共研末，再与适量茶叶拌匀，加水捏成饼状敷于脐内，每天更换 1 次。

【适应证】夜啼。

【注意事项】对药物及皮肤过敏者禁用。

【出处】贾一江等主编.当代中医外治临床大全［M］.北京：中国中医药出版社，1991.04.

（二）穴位贴敷法

处方 152

吴茱萸 15g，鸡蛋 1 个。

【方法】现将吴茱萸打成极细粉，次将鸡蛋打一小孔，取出蛋白适量，将吴茱萸粉调成两个小饼。在晚间临睡时将小饼分别敷于患儿两足心，外以布袋束之，翌晨去掉。

【适应证】夜啼不眠。

【注意事项】小儿临睡前应喝足乳汁，其衣着勿过多或过少，裤袋勿系得过紧，温度适宜，并勿使被子蒙住小儿头面，则收效尤佳。

【出处】查少农著.中草药外治验方选［M］.安徽科学技术出版社，1984.08.

处方 153

飞朱砂 3g，白及 1 块。

【方法】先将白及块切平，次将朱砂粉放在粗瓷碗底上，滴清水数滴用白及平面将朱砂磨成糊状备用。分将药物共研为末用醋或鸡蛋清调成糊状，敷两足心涌泉穴，外用纱布固定。晚间临睡时，用新羊毫笔蘸朱砂涂于鸠尾穴（俗称心窝处）及两手心和两足心，待糊干后祛除。

【适应证】夜啼不眠。

【出处】查少农著.中草药外治验方选［M］.安徽科学技术出版社，1984.08.

处方 154

镇惊散敷脐：朱砂 3g，茯神 9g，远志 9g，龙齿 9g，琥珀 5g，胆南星 6g，僵蚕 6g，郁金 6g，甘草 3g，石菖蒲 5g，黄连 5g，灯心草 5g。

【方法】上药加工粉碎成细末，敷脐时取适量粉末，用凉茶水调匀，置脐贴上敷于脐部即可。

【适应证】暴受惊恐型夜啼。

【注意事项】药物过敏者禁用，皮肤破损者及晕针者禁用。

【出处】《中国中医药现代远程教育》2018，12（16）：106-107.

（三）穴位贴敷联合推拿法

处方 155

推拿基本穴位：①清心经：中指末节螺纹面。由指根向指尖方向推为清心经 300 次。②清肝经：食指末节螺纹面。由指根向指尖方向直推为清肝经 300 次。③清小肠：小指尺侧边缘，自指尖到指根成一直线。术者一手持患儿小指，暴露尺侧缘，用另一手拇指螺纹面或食指桡侧从小儿指根推向指尖 300 次。④清天河水：前臂正中，总筋至曲泽成一直线。术者一手握患儿手腕，使掌心向上，用另一手食指、中指从小儿腕横纹推向肘横纹，推 200 次。⑤揉内劳宫：手掌心中，屈指时中指、无名指端之间中点。术者一手持患儿手背，用另一手拇指或中指揉小儿掌心，揉 200 次。⑥揉总筋：掌后腕横纹中点。术者一手持患儿四指，用另一手拇指端按揉本穴，揉 200 次。⑦揉小天心：大、小鱼际交接处凹陷中，内劳宫之下，总筋之上。术者一手持患儿四指，使掌心向上，用另一手中指端揉，揉 200 次。⑧捏脊：大椎至长强成一直线。术者自下而上捏 5 遍。

【方法】（1）推拿基本手法：①推法：用拇指或食指、中指指面，在穴位上做单方向的直线或环行推动。直推最多，术者用拇指桡侧或指面，或食指、中指指面，在穴位上做单方向的直线推动。②揉法：用手指螺纹面着力，吸定于一定部位或穴位上，作顺时针、轻柔、和缓、回旋揉动。③捏法：本试验应用的是拇指后位捏法，即令患儿俯卧，露出被捏部位，术者双手呈半握拳状，拳心向下，拳眼相对，用拇指桡侧缘吸定并顶住小儿龟尾穴两旁皮肤，食指、中指前按，拇指、食指、中指三指同时用力提拿，自下而上，双手交替捻动至大椎穴。（2）贴敷方法：将吴茱萸研末，用食用 9 度白醋或者米醋调成糊状备用。将调好的药物放至药物贴敷中间圆环处，最后将药物贴敷至患儿两只脚脚底涌泉穴处（脚掌上 1/3 凹陷处）。贴敷时间：1~6 个月，每次 4 小时；6 个月 ~1 岁，每次 8 小时。

【适应证】心经积热型夜啼。

【注意事项】皮肤破损者禁用，用食用的白醋或者米醋调匀药物，切记不能用醋精或者陈醋。皮肤敏感患儿可适当减少贴敷时间，会走路患儿建议睡觉前贴敷。

【出处】《辽宁中医药大学学报》2016，12（12）：184–186.

（三）热熨法

处方 156

乌药、香附、紫苏、陈皮、小茴香、食盐各等量。

【方法】上药共炒，热布包熨脐处。

【适应证】脾寒夜啼。

【注意事项】注意防止烫伤皮肤，对药物过敏者禁用。

【出处】贾一江等主编.当代中医外治临床大全［M］.北京：中国中医药出版社，1991.04.

二、非药物外治法

（一）推拿法

处方 157

【方法】针对脾寒气滞的患儿，采用补脾经 200 次、摩腹 50 次、揉中脘 100 次、推三关 200 次、揉外劳 100 次、揉一窝风 100 次、掐揉小天心 30 次、掐揉五指节 30 次、运内八卦 30 次。针对心经积热的患儿，采用清心经

100 次、清天河水 100 次、清小肠 150 次、清肝经 150 次、掐揉小天心 30 次、掐揉五指节 30 次、揉内劳宫 30 次。针对惊恐伤神的患儿，采用分手阴阳 20 次，揉小天心 50 次，掐心经 30 次，清肝经 150 次，补脾经 200 次，运内八卦 20 次，摩百会 100 次，按揉心俞、肝俞、肾俞各 30 次，猿猴摘果 20 次。各型分别每日推拿 1 次，共治疗 7 天。

【适应证】夜啼。

【出处】《中医药学报》2019，8（47）：91-93.

综合评按：夜啼是指小儿经常在夜间啼哭，间歇发作或持续不已，甚则通宵达旦，或每夜定时啼哭，白天如常，持续时间少则数日，多则经月。《幼幼集成》中指出："凡夜啼见灯即止者，此为点灯习惯，乃为恤哭，实非病也，夜间切勿燃灯，任彼哭喘，二三夜自定。"对于因急腹症或饥、渴、冷、热、湿、痒等原因引起的夜间啼哭或见灯习惯，无灯则哭者，不属"夜啼"。所以夜啼有习惯性和病理性的差异，须仔细辨别。此外，对于本症，还应注重预防和护理。尤其要保持室内安静，调节室温，避免受凉。乳母注意保养，注意饮食，少吃辛辣、厚味、不易消化之食物。其中，脾寒夜啼患儿注意保暖，心热夜啼者慎勿过暖，惊恐夜啼者保持安静，是为治疗小儿夜啼症的重要方面。

第十六节　遗尿

遗尿又称遗溺，俗称尿床。临床以 3 岁以上的儿童不能自主控制排尿，经常睡中小便自遗，醒后方觉，轻者数日一次，重者可一夜数次，男孩发病高于女孩，部分有明显的家族史。是由小儿肾气不足，下元虚冷，不能温养膀胱，或久病肺脾气虚，不能通调水道，膀胱制约无权；或肝经湿热，进而影响膀胱，致使疏泄失常所致。亦可由小儿不良习惯，或感染蛲虫等引起。本病可由西医学神经性膀胱功能障碍、先天性大脑发育不全、泌尿系炎症等疾病所致。

1. 临床诊断

年龄在 3 周岁以上的小儿，睡眠较深，不易唤醒，每夜或隔天发生尿床，甚则每夜遗尿数次者。尿常规及尿培养无异常发现。X 线检查，部分患儿可发现隐性脊柱裂，或作泌尿道造影可见畸形。

2. 中医分型

（1）下元虚寒型：睡中遗尿，重者每夜遗尿 1~2 次或更多，表情呆板，智力迟钝，肢冷畏寒，喜蜷卧入眠，腰腿软弱无力，小便色清量多，舌质淡，苔薄白，脉沉细无力。

（2）脾肺气虚型：睡中遗尿，平时排尿次数增多而每次排尿量减少，精神疲倦，形体消瘦，食欲不振，大便清稀，舌质淡，苔薄白，脉濡缓。

（3）肝经湿热型：睡中遗尿，尿频而短涩，尿色深黄，面赤唇红，性情急躁，嗜食苦凉，或夜间龋齿，舌边尖红，苔薄黄，脉滑数。

一、药物外治疗法

（一）敷脐法

处方 158

硫黄 30g，大葱 120g。

【操作】硫黄研末，再和大葱共捣如泥，烘热，装纱布袋，敷脐，外用纱布包裹，或用胶布固定。每晚 1 次，连敷 7~10 天。另外，还可加何首乌 30g，用醋调成膏，外敷神阙穴。

【适应证】虚寒型遗尿。

【注意事项】局部有疮疡、皮肤感染者禁用，若感觉不适可提前取下。

【出处】张建德主编 . 中医外治法集要［M］. 西安：陕西科学技术出版社，1989.12.

（二）穴位贴敷法

处方 159

麝香、蟾酥、雄黄、麻黄、桂枝、乳香、没药各 5g。

【操作】麝香、蟾酥、雄黄研细末，下余药，烘干，为细末，过筛，再把二者混合，调匀，再研一遍，加酒精调成膏。贴敷主穴：内关（双）、气海、中极、三阴交（双）。配穴：肾俞、膀胱俞、复溜。病情轻只敷主穴，病情重者加配穴，每 3~4 天换药 1 次，连续 3 次为 1 个疗程、若治疗 1 个疗程后，病未愈者，再间隔 3 日，进行第 2 个疗程。

【适应证】遗尿。

【注意事项】对药物成分过敏者慎用，贴敷后如有发痒等不适感立即停止贴敷。

【出处】罗和古主编. 穴位敷药巧治病［M］. 北京：中国医药科技出版社，2006.9.

（三）发疱法

🥣处方 160

桑螵蛸 10~15g，葱白 7 根。

【操作】将桑螵蛸研为细末，葱白捣烂如糊状，掺入药末，分别温敷于中极、关元、气海穴，上盖纱布（或油纸），胶布固定。3 日换药 1 次，3 次为 1 个疗程。一般 1 个疗程后，局部会发疱，休息 3 天，进行下 1 个疗程。病愈为止。

【适应证】遗尿。

【注意事项】感觉贴敷处烧灼刺痛难忍者，应提前取下。

【出处】罗和古主编. 穴位敷药巧治病［M］. 北京：中国医药科技出版社，2006.9.

二、非药物外治疗法

（一）耳穴压豆法

🥣处方 161

耳穴取膀胱、肾、脑、皮质下、缘中。兴奋多梦者加神门。

【操作】用自制金属探棒在耳郭相应区域探测敏感点，然后将王不留行籽置于 1.0cm×1.0cm 大小的胶布上，贴附于穴位处，嘱患儿或家长用手按压，每穴每次按压 1 分钟，每日 3 次，5 天后再按压对侧耳穴。10 天为 1 个疗程，有效后继续 1 疗程。

【适应证】小儿遗尿症。

【注意事项】①局部皮肤有炎症者不宜使用。②注意防水，以免脱落。③胶布过敏者可用黏合纸代之。

【出处】《吉林中医药》2002，22（2）：49.

（二）穴位压贴法

处方 162

双侧手小指遗尿点上（小指背侧面第 2 横纹中点处是穴）。

【操作】用条形胶布将绿豆或人丹 1 粒，固定在双侧手小指遗尿点上（小指背侧面第 2 横纹中点处是穴），次晨取掉胶布。疗程 8~12 日。

【适应证】遗尿。

【注意事项】以有压迫感又能忍受为度。

【出处】《中医外治杂志》1999，8（5）：34-35.

（三）艾灸法

处方 163

肾俞、关元、百会穴。

【操作】取肾俞、关元、百会穴，按艾炷无瘢痕灸法操作，每次每穴灸 7~10 壮，6 次为 1 个疗程。据报道配合推拿法效果更好。

【适应证】遗尿。

【注意事项】注意灸时的温度，以防烫伤，以皮肤红晕为度。

【出处】《中医外治杂志》1999，8（5）：34-35.

（四）温和灸法

处方 164

命门、肾俞、气海。膀胱失约加膀胱俞，脾气不足加足三里。

【操作】按艾条温灸法如法操作，每日施灸 2 次，每穴每次灸 5~10 分钟。

【适应证】下元虚寒型遗尿。

【注意事项】操作时注意艾条与皮肤之间的距离根据施灸温度来调节，避免烫伤。

【出处】章逢润，耿俊英主编．中国灸疗学［M］．北京：人民卫生出版社，1989.02.

（七）隔药灸法

🥣处方 165

主穴：关元、中极、肾俞、膀胱俞、神阙、三阴交。配穴：气海、足三里、阴陵泉、复溜、大敦、百会、至阴。

【操作】按隔药灸法操作，切直径 3cm、厚 0.3cm 左右的姜片，敷于穴上。或用食盐适量，共研为细末，纳入脐窝（神阙），与脐平。上置艾炷灸之。每次施灸 3~7 壮，艾炷如黄豆大。每次选穴 2~4 个，每日或隔日灸 1 次，5~7 次为 1 个疗程。

【适应证】遗尿。

【注意事项】过饱过劳、大惊大恐状况下，应避免灸疗。

【出处】田从豁，臧俊岐主编．中国灸法集粹［M］．沈阳：辽宁科学技术出版社，1987.02.

（八）温盒灸法

🥣处方 166

关元、中极、神阙、膀胱俞、足三里、三阴交穴。

【操作】按温盒灸法如法操作，每次选用 3~5 个穴位，每次施灸 10~20 分钟，每日灸 1~2 次，5 次为 1 个疗程。

【适应证】遗尿。

【注意事项】大饥大饱，伤口及感染处不宜灸。灸后 30 分钟内不喝冷水，不洗冷水澡。

【出处】田从豁，臧俊岐主编．中国灸法集粹［M］．沈阳：辽宁科学技术出版社，1987.02.

综合评按：《黄帝内经·灵枢》云："三焦……入络膀胱，约下焦，膀胱不利为癃，不约为遗溺。"遗尿是儿科多见的一种病症，中医外治法治疗遗尿无明显痛苦，容易被患儿接，且疗效肯定。诸法通过皮肤、经脉刺激起到健脾、温肾、补肺的功效，使水有制节，开阖有度。

本病治疗的同时，要纠正小儿不良的生活习惯，定时唤醒排尿，有蛲虫的要驱虫，避免让患儿过度贪玩，过度疲劳，睡眠不足，傍晚饮水过多。有先天性隐性骶裂的患儿，症状多随年龄增长而减轻。

第十七节　撮口

撮口又名撮口脐风，民间又称四六风、七日风、锁口风。系因初生断脐不洁及助产人员双手不净，毒邪由脐带创口入经络、侵脏腑，引起聚面撮口，四肢强直，阵阵抽搐的一种疾病。相当于西医的新生儿破伤风。

1. 临床诊断

（1）病史：患儿皆有接生时消毒不严密的病史，一般多在出生后4~7日左右发病，少数发病时间提前或错后。

（2）按照疾病进展规律，典型的临床表现可划分为先兆期、痉挛期及恢复期。①先兆期：出现痉挛症状前1~2日，患儿有喷嚏多啼，张口不利，吮乳口松等先兆症状。②痉挛期：抽搐阵阵发作，牙关紧闭，目拢面聚（苦笑貌），颈项强直，角弓反张，腹壁板硬，痰壅屏息，汗出淋漓及发热。声音、光照、触动等刺激皆可激发抽搐。死亡率此期最高，多因窒息、衰竭及继发感染而死亡。③恢复期：痉挛期经1~4周，发作逐渐减轻、减少，直到口张能乳，肢体柔和，活动自如。

2. 中医分型

（1）风邪犯表型：喷嚏多啼，烦躁不安，张口不利，吮乳口松，啼哭不安，无寒热，苔薄白，质淡红，指纹红。

（2）邪犯肝脾型：抽搐阵阵发作，额皱眉举，目拢面聚，牙关紧闭，口撮不乳，涎沫外溢，啼声不出，颈项强直，角弓反张，四肢强直，腹凹如舟，身热，痰壅屏息，面目青紫，汗出淋漓，指纹青紫。

（3）气阴两虚型：抽搐逐渐减少，减缓，口撮渐松，张口能乳，四肢强直变为柔和，形体消瘦，动则汗出，肢体少动，苦笑面貌长时方可缓解，苔薄，舌红绛。

一、药物外治疗法

（一）穴位贴敷法

处方 167

鸡蛋清适量，生香附、生半夏各半。

【方法】先将生香附，生半夏研为细末，加入鸡蛋清搅拌调匀，制为薄饼，贴双足心，1 日 1 次，10 次为 1 个疗程。

【适应证】邪犯肝脾型撮口。

【注意事项】半夏有毒防止入口中。皮肤过敏者禁用。

【出处】贾一江等主编. 当代中医外治临床大全［M］. 北京：中国中医药出版社，1991.04

（二）涂擦法

处方 168

天南星 3g，皂角 1.5g，僵蚕 3g，蜈蚣 1 条，麝香 0.3g。

【方法】上药共为细末，以生姜汁调擦牙齿。

【适应证】小儿撮口。

【注意事项】药物过敏者及牙龈破溃者禁用。

【出处】贾一江等主编. 当代中医外治临床大全［M］. 北京：中国中医药出版社，1991.04.

（三）摩擦法

处方 169

麻黄 120g，甘草 60g，蝉蜕、僵蚕、全蝎各 21 个，陈胆星 30g，白附子、防风、川乌、天麻、川芎、白芷、党参、南薄荷、白术、木香各 7g，干姜 12g，蜂蜜 60g，牛黄、冰片、轻粉各 9g，麝香 3g，朱砂、雄黄各 24g。

【方法】上药和捏为锭，临用前以淡姜汤同白蜜调和摩擦胸背，每日 1 次。

【适应证】邪犯肝脾型撮口。

【注意事项】药物过敏者禁用。皮肤破溃者禁用。

【出处】贾一江等主编.当代中医外治临床大全［M］.北京：中国中医药出版社，1991.04.

（四）扑粉法

处方 170

枯矾、硼砂各 8g，朱砂 2g，冰片 0.2g，麝香 0.2g。

【方法】诸药混合研为细末，筛过后贮瓶备用。临用时，取药末 2g，扑入患婴肚脐窝内，盖以纱布，以胶布固定之，每天换药 1~2 次。

【适应证】小儿出生后，有脐风先兆症者。并有防治脐风作用。

【注意事项】如麝香缺药，可用公丁香代之。

【出处】谭支绍主编.中医药物贴脐疗法［M］.南宁：广西科学技术出版社，1989.08.

二、非药物外治疗法

（一）隔蒜灸法

处方 171

独头蒜。

【方法】将独头蒜切片，置脐上，将艾炷置蒜片上点灸之，灸至口中有蒜气即止。

【适应证】撮口。

【注意事项】注意保暖，注意温度，以免烫伤。

【出处】贾一江等主编.当代中医外治临床大全［M］.北京：中国中医药出版社，1991.04.

（二）艾灸法

处方 172

少商、人中、印堂、承浆、神阙、身柱穴。

【方法】取上述 6 穴，以艾条灸之，1 日 1 次，5 次为 1 个疗程。

【**适应证**】撮口。

【**注意事项**】面部穴位注意灸的温度不宜过热，以免烫伤脸部。

【**出处**】贾一江等主编.当代中医外治临床大全［M］.北京：中国中医药出版社，1991.04.

（三）灯火灸

处方 173

囟门、眉心、人中、承浆、少商（双）。

【**方法**】用明灯灸法，手法快速，各穴 1 壮，脐轮 6 壮。

【**适应证**】新生儿败血症。

【**注意事项**】灸后涂抹消炎膏，防止感染。

【**出处**】王文安著.中国医术名家精华之六［M］.北京/西安：世界图书出版公司，1999.

综合评按：我国目前新生儿破伤风的发病率很低，在有些地区基本绝迹，使千百年来让人们恐惧的"初生恶候"，大为改观。目前，对散发、偶发的病例，多采用中西医结合的综合疗法。中医外治法是重要的治疗措施，其方法简便，费用低廉，疗程短，疗效高，若与内服药配合使用，可以相得益彰，大大提高疗效。

本文所列诸法，各有其长，发作之时，涂擦、贴敷、摩擦之法多用；缓解之际，扑粉、艾灸、隔药灸等法常施。临床应根据其具体情况，或一法独用，或诸法并施，内服外用同举，中西药物并用，方可取得满意的疗效。

护理在本病的治疗中亦占有重要地位，首先应保持病室的安静，光线要柔和。其次喂乳、更换尿布、变换体位等护理工作，要求集中一起完成，尽量少触动患儿，免得诱发抽搐。病婴应置于头低侧卧位，以利于痰液的排除，要及时吸痰，以免呼吸道阻塞。

第十八节　胎黄

胎黄，是指初生婴儿生后周身皮肤、双目、小便出现黄色为特征的一类病症。多为湿热之邪所致，或小儿脾气虚弱，郁久成疸；或小儿先天禀赋不足，胆汁不循隧道运行而外溢出现黄疸。与西医的新生儿生理性黄疸、溶血性黄疸、婴幼儿肝炎、胆汁黏稠综合征、胆道畸形相类似。当血中未结合胆红素过高时，引起胆红素脑病，一般留有后遗症，严重者可致死亡。

1. 临床诊断

（1）生理性黄疸：出现于生后 2~3 天之后，黄疸色淡，无其他症状，一般情况好，多在 1~2 周内消失。

（2）病理性黄疸：黄疸出现早（出生 24 小时内），发展快，黄色明显，可消退后再次出现；或黄疸出现迟，持续不退，肝脾常见肿大，精神倦怠，不欲吮乳，大便或呈灰白色。

2. 中医分型

（1）湿热熏蒸型：皮肤、面色、双目发黄，其色鲜明如橘色，小便深黄，大便秘结，或伴发热、烦躁、呕吐等，苔黄腻，指纹紫。

（2）寒湿阻滞型：面目皮肤发黄，色泽晦暗，持久不退，精神萎靡，四肢欠温，纳呆，大便溏薄色灰白，小便短少，舌质淡，苔白腻，指纹淡。

（3）气血瘀积型：面目、皮肤发黄，颜色晦滞，日益加重，腹部胀满，青筋暴露，肝脾大变硬，小便短黄，大便秘结或灰白，唇色暗红，舌见瘀点，指纹滞。

一、药物外治疗法

（一）敷脐法

处方 174

茵陈、栀子、大黄、芒硝各 30g，杏仁 6g，常山、鳖甲、巴豆霜各 12g，豆豉 60g。

【操作】上药共煎汁，用纱布蘸药物药热敷脐部，每日 3~4 次，每次 15~30 分钟，3 天为 1 疗程。

【适应证】各类型胎黄。

【注意事项】有脐病或脐部感染时禁用，注意药汤温度，不可烫伤患儿皮肤。

【出处】《辽宁中医杂志》1980，（1）：39.

（二）沐浴法

处方 175

栀子 8g，鸡内金 8g，大黄 8g，枳壳 8g，党参 8g，茵陈蒿 10g，野菊花 10g，桑叶 10g，木瓜 10g。

【操作】将诸药用水煎煮后取汁倒进专用盆中，再加入适当的温开水给患儿药浴，注意水量要能够浸泡患儿全身，水温控制在 38~40℃，室内温度控制在 28℃，湿度控制在 55%~60%；药浴时间约 15 分钟，每天 1 次，持续药浴 5 天。

【适应证】新生儿黄疸。

【注意事项】给患儿喂奶 1 小时后进行药浴，脐部要贴上婴儿防水贴，注意在给患儿药浴时用毛巾为其擦拭皮肤。浸泡后要采用 75% 酒精给患儿消毒脐部，帮患儿快速穿好衣物。

【出处】《中国现代药物应用》2019，13（9）：190.

（三）熏蒸法

处方 176

荆芥、防风、白茅根、黄柏、黄芩、柴胡、栀子、茵陈各 10g，大黄 5g。

【操作】将上述中药加水 1500ml，浸泡 60 分钟，武火烧开后，文火再煎 30 分钟，过滤去渣取汁 1000ml，再将冷水 1000ml 加至中药中，武火烧开后文火煎 15 分钟，过滤去渣取汁，两煎混合倒入药浴池中加适量温清水，控制水温在 37~41℃，将沐浴后患儿放置于药液熏蒸 10~15 分钟，每日 1 次，持续 7 天。

【适应证】湿热熏蒸型胎黄。

【注意事项】熏洗前操作者认真评估患儿精神状态和病情状况，是否适宜中药熏洗，全身皮肤有无破损和皮疹，全身皮肤黄染程度，保持药液温度 37~41℃，熏洗过程中保持室温 26~28℃，洗浴结束后擦干患儿身体后常规脐部护理。

【出处】《广西中医药大学学报》2019，22（4）：43.

二、非药物外治疗法

（一）推拿法

处方 177

补脾经 300 次，清肝经 200 次，清天河水 300 次，退六腑 200 次，揉板门 300 次，顺运内八卦 300 次，清小肠 500 次，清大肠 300 次，分手阴阳 300 次，清胃经 300 次。

【操作】家长陪同患儿配合操作，医者操作动作宜轻快柔和，着实有力。

【适应证】湿热熏蒸型胎黄。

【注意事项】注意观察胎黄婴儿全身症状，以便了解黄疸进退，并对重症患儿及早发现及时处理。操作时须手法柔和，注意保护患儿皮肤，防止破损感染。

【出处】王立新主编，儿童常见特效穴位速查手册［M］.北京：中国中医药出版社，2019.01.

处方 178

补脾经、清肝经、清天河水、退六腑、顺运内八卦、清小肠、清大肠、揉外劳宫、揉板门、推三关、揉脊柱、分手阴阳。

【操作】采用推拿介质，动作宜轻柔。补脾经 300 次，清肝经 200 次，清天河水 300 次，退六腑 200 次，顺运内八卦 300 次，清小肠 500 次，清大肠 300 次，揉外劳宫 300 次，揉板门 300 次，推三关 300 次，揉脊柱 10 遍，分手阴阳 300 次。

【适应证】寒湿阻滞型胎黄。

【注意事项】患儿皮肤娇嫩，操作时须手法柔和，防止破损感染，推拿过程中注意观察黄疸进退情况。

【出处】王立新主编，儿童常见特效穴位速查手册［M］.北京：中国中医药出版社，2019.01.

（二）针刺法

处方 179

百会、风池、四神聪、通里。

【操作】针刺后补法为主，捻转提插后不留针，每日 1 次，3 个月为 1 个疗程。

【适应证】胎黄后遗症，伴智力低下。

【注意事项】遵守无菌操作流程，防止感染。

【出处】汪受传主编.中医儿科学［M］.上海：上海科学技术出版社，2006.08.

处方 180

哑门、廉泉、涌泉、神门。

【操作】补法为主，捻转提插后不留针，每日 1 次，3 个月为 1 个疗程。

【适应证】胎黄后遗症，伴言语障碍。

【注意事项】帮助患儿取合适体位，针刺时避开血管神经。

【出处】汪受传主编.中医儿科学［M］.上海：上海科学技术出版社，2006.08.

处方 181

肩髃、曲池、外关、合谷。

【操作】针刺后补法为主，捻转提插后不留针，每日 1 次，3 个月为 1 个疗程。

【适应证】胎黄后遗症，伴上肢瘫痪。

【注意事项】注意无菌操作，预防感染。

【出处】汪受传主编.中医儿科学［M］.上海：上海科学技术出版社，2006.08.

处方 182

环跳、足三里、解溪、昆仑。

【操作】针刺以补法为主，捻转提插后不留针，每日1次，3个月为1个疗程。

【适应证】胎黄后遗症伴下肢瘫痪。

【注意事项】操作前后穴位消毒，防止针刺部位感染。

【出处】汪受传主编．中医儿科学［M］．上海：上海科学技术出版社，2006.08.

处方 183

手三里、支正。

【操作】针刺以补法为主，捻转提插后不留针，每日1次，3个月为1个疗程。

【适应证】胎黄后遗症伴肘关节拘急。

【注意事项】针刺时注意患儿反应，根据患儿耐受程度行针。

【出处】汪受传主编．中医儿科学［M］．上海：上海科学技术出版社，2006.08.

处方 184

合谷透太溪。

【方法】针刺以补法为主，捻转提插后不留针，每日1次，3个月为1个疗程。

【适应证】胎黄后遗症伴指关节屈伸不利。

【注意事项】无菌操作，防止感染。

【出处】汪受传主编．中医儿科学［M］．上海：上海科学技术出版社，2006.08.

处方 185

大椎、间使、手三里、阳陵泉。

【方法】针刺后补法为主，捻转提插后不留针，每日1次，3个月为1个疗程。

【适应证】胎黄后遗症伴手足抽动。

【注意事项】家长陪同配合，帮助保持合适体位；无菌操作，防止感染。

【出处】汪受传主编.中医儿科学［M］.上海：上海科学技术出版社，2006.08.

综合评按：有部分胎黄属于生理性的，可数日内自行消退，精神亦佳，一般不需特殊治疗。病理性胎黄，黄疸出现早，消退晚，或日益加深，并兼见其他症状，此时，必须查明原因积极治疗。由于新生儿服药不易合作，基础治疗同时配合敷脐法、沐浴法、熏蒸、推拿、针灸等治疗方法，能帮助改善患儿症状，缩短病程，疗效肯定，且易为患儿及家长接受。

第十九节　小儿脐患

初生儿脐部疾患，系指断脐后出现的脐湿、脐疮、脐出血、脐突而言。脐带脱落前后，脐部湿润浸淫久而不干，称为脐湿；脐周皮肤红肿热痛或形成脓疡，称为脐疮。二者皆由断脐时或断脐后，脐部处理不洁，或护理失宜，感受外邪所引起，相当于西医学之脐炎。脐出血是指血从脐带创口处溢出，或从底部渗出，多由扎脐线结松脱或勒伤脐带，或胎热内盛迫血妄行，或禀赋不足，气不摄血引起。脐突是指因小肠或腹腔脂膜突出脐中，致使肺部突起而肿大光浮的一种疾病。多因先天禀赋不足，脐部薄弱，加之断脐之后，婴儿啼哭过度，或较长时间的剧烈咳嗽，或努挣用力，致使脐环松大，小肠、脂膜突入脐中，膨出隆起，形成脐突，西医学称为脐疝。

1. 临床诊断

（1）脐湿、脐疮：脐带脱落前后，脐部有水液渗出，或有不同程度的红肿，致脐带创口久不愈合。轻者为脐湿，脐肿不甚显著，仅有少量水液由脐部时时渗出。重者为脐疮，脐部红肿化脓成疮。脐疮向四周扩散，可引起毒邪内陷，流窜经络，发生变证。

（2）脐出血：血从脐带创口处溢出，或从底部渗出。

（3）脐突：脐部呈半球形或囊状突起，虚大光浮，大小不一，以指按之，肿物可以推回腹内，但当啼哭，努挣时又复胀突起。

2. 中医分型

（1）脐湿、脐疮：中医辨证多属外邪壅结、风湿相搏，或脐部损伤，复感外邪，见脐部湿润浸淫，久而不干；或脐周皮肤红肿热痛，形成脓肿；全身症状可有寒热，或但热不寒；若疮势严重向四周腹壁及腹腔扩散，可致腹壁红肿，虚浮胀大，喘促呻吟，邪毒内陷厥阴肝经，则发惊风。

（2）脐出血：常见原因有二。

①脐结松脱或勒伤脐带：多见于断脐 24 小时以内，血从创口渗出，一般出血量不多，除脐出血外，患儿多有其他症状。②胎热内盛：肺部溢血，面赤唇红，烦躁，睡眠不宁，或无任何症状突然脐出血，舌质红，指纹红紫。

一、药物外治疗法

（一）扑粉法

处方 186

煅龙骨 15g，麝香 3g。

【操作】上药共研为细末，撒于脐部，1 次／天。

【适应证】脐湿，脐窝湿润浸淫不干，脐带脱落后，脐部创面渗出脂水，浸渍不干，或微见红肿。

【注意事项】皮肤过敏者慎用，皮肤破损处禁用。

【出处】王孟清主编．儿科中西医诊疗套餐［M］．北京：人民军医出版社，2013.09.

处方 187

云南白药或三七粉适量。

【操作】云南白药直接扑于脐带创口上，亦可用三七粉外扑。

【适应证】脐出血渗血速度较慢，出血量少者。

【注意事项】药物过敏者慎用，如有不适可提前去掉。

【出处】汪受传主编．中医儿科学［M］．北京：中国中医药出版社，2002.08.

（二）涂擦法

处方 188

鸦胆子仁 2~3 个。

【操作】将鸦胆子仁捣烂，涂擦在赘肉顶端，再以胶布固定（注意保护脐周正常皮肤）。

【适应证】脐湿兼有赘肉附生者。

【注意事项】婴儿皮肤娇嫩，尽量采用无刺激防过敏的胶布。

【出处】汪受传主编．中医儿科学［M］．北京：中国中医药出版社，2002.08.

处方 189

乌药适量。

【方法】将乌药与冷开水磨成粉汁，涂擦于脐突部，不拘时间、次数和药量，连续涂擦 2~3 日。

【适应证】脐突。

【注意事项】贴敷后避免患儿哭闹，以免出汗影响贴敷时间。

【出处】苏广洵主编．常见病民间传统外治法［M］．南宁：广西民族出版社，1989.09.

（三）穴位贴敷法

处方 190

金黄膏：大黄、黄柏、姜丝、白芷各 10g，南星、陈皮、苍术、厚朴、甘草各 5g，天花粉 20g。

【操作】上药共研细末，搅拌和匀，即为金黄散剂，然后以凡士林 8/10，金黄散 2/10 的比例混合，调匀成金黄膏备用。用药前先以 75% 的酒精擦拭疮周皮肤，然后用生理盐水棉球将渗液揩拭干净，将金黄膏贴敷在患处，1

日换药 1 次，5 次为 1 个疗程。

【适应证】脐疮。

【注意事项】贴胶布时，切忌将患儿腹皮叠起，亦不能缠腰扎紧，以免影响患儿的生长发育。

【出处】《医宗金鉴》。

处方 191

伤湿止痛膏：伤湿止痛膏适量。

【操作】五分硬币 1 枚，用消毒纱布包裹，让患儿仰睡，暴露肚脐部位，局部常规消毒，将硬币压平突脐，再用伤湿止痛膏条作十字形固定，外加胶布扎紧，5~7 天后解下，或让其自行脱落。

【适应证】小儿脐突。

【注意事项】对胶布过敏者，宜另择固定物。

【出处】《四川中医》1986，（1）：10.

处方 192

头发枯矾膏：乱发 1 团（烧炭存性），枯矾、蜂蜜适量。

【操作】先将前 2 味药混合研为细末，过筛后，以蜂蜜调和如膏备用，临用时取药膏适量，摊于一块纱布棉垫上，以膏贴于患者脐突部位上，以硬板轻轻往脐下压之，然后用纱布束紧固定，一般 3~4 天会自行消散。

【适应证】脐突。

【注意事项】皮肤过敏者慎用。

【出处】谭支绍主编．中医药物贴脐疗法［M］．南宁：广西科学技术出版社，1989.08.

处方 193

苦参。

【操作】将备用的苦参末纳入脐中，每日用药 3 次，以脐满为度，外加包扎，约 5 日痊愈。

【适应证】初生儿脐部疾患，因脐部护理不当，水湿所侵，导致脐孔渗出液体，或稍微红肿为主症。

【注意事项】对胶布过敏者，宜另择固定物。

【出处】《天津中医》1996，13（6）：38.

处方 194

黄芪、当归须、滑石、甘草。

【操作】上药按 2：2：6：1 配制研末备用。临证时先用纱布缝个小布袋，布袋大小较疝四周略大 0.5cm，然后将以上备用中药粉装入袋中。药粉上再放一个同疝大小的瓶盖，瓶盖口对准病灶，最后将药袋盖住脐疝，并用腹带或绷带缠绕固定，以布袋不滑动即可，15 天为 1 个疗程，亦可连用 2 个疗程。

【适应证】小儿脐突。

【注意事项】婴儿皮肤娇嫩，尽量采用无刺激防过敏的胶布。

【出处】《深圳中西医结合杂志》1997，（3）：47.

处方 195

大黄 50g，黄连 30g，冰片 15g。

【操作】取大黄 50g，炒炭存性，黄连 30g，碾末，过 100 目筛，加入冰片 15g（碾末），混匀，储瓶备用。用时，用生理盐水或过氧化氢清洗脐部，待干后取冰黄散 1g 左右，外敷于脐部，可用纱布包扎，也可不用，每天 1~2 次。

【适应证】小儿脐疮。

【注意事项】贴敷后避免哭闹多汗，影响贴敷时间，如有过敏反应要及时取下。

【出处】《中医外治杂志》2001，10（3）：24–25.

处方 196

南瓜蒂。

【操作】南瓜蒂适量，置新瓦上焙干研极细末即成南瓜蒂散，贮瓶中备用，治疗时将药敷于脐中，以盖满脐部为度，再以纱布包扎固定，每日换药 1 次，一般治疗 3~5 次可愈。

【适应证】小儿脐湿。

【注意事项】治疗前把患儿脐部用生理盐水或温开水洗净擦干。

【出处】《中国民间疗法》2002，10（10）：28.

处方 197

北细辛、丁香。

【操作】上药于2∶1研细末贮瓶备用。以盐水清洗脐部拭干，消毒周围皮肤，用消毒纱布块轻轻加压疝环回复，撒上辛香粉（约1g），盖上纱布块压紧疝环，用绷带固定，一般1~2次治疗痊愈，无伴发症，固定良好者，不需换药。

【适应证】小儿脐突。

【注意事项】绷带不宜过紧，药物成分过敏者慎用，贴敷后皮肤红肿则及时取下。

【出处】《云南中医杂志》1994，（3）：32.

（四）擦洗法

处方 198

大桉树叶适量。

【操作】上方加水煎成药汤，蘸汤擦洗患处，1日1次。

【适应证】脐湿脐疮。

【注意事项】皮肤过敏者慎用，皮肤破损处禁用。

【出处】谭支绍主编.中医药物贴脐疗法［M］.南宁：广西科学技术出版社，1989.08.

处方 199

干马齿苋适量、四季葱3~5根。

【操作】将马齿苋（干品）烧炭存性（即烧成黑炭状），研为细末，瓶装备用。用时先取四季葱切碎煎水，待温后擦洗患处皮肤，以消毒棉拭干水湿，将马齿苋（炭末）扑撒于脐窝上，盖以纱布，胶布固定，每日1次，一般3~5次见效。

【适应证】脐湿、脐疮。

【注意事项】贴敷后患儿哭闹不适、皮肤过敏者及时取下。

【出处】谭支绍主编.中医药物贴脐疗法［M］.南宁：广西科学技术出版社，1989.08.

处方 200

荆芥、葱叶适量。

【操作】先将荆芥一味药水煎浓汤，再把葱叶捣烂如泥备用。用时先以荆芥汤液清洁皮肤，然后取葱白泥膏贴敷在脐孔上，盖以纱布，胶布固定，每日 1 次。

【适应证】脐突。

【注意事项】小儿皮肤娇嫩，如有不适，及时取下。

【出处】谭支绍主编.中医药物贴脐疗法［M］.南宁：广西科学技术出版社，1989.08.

综合评按：小儿脐患，临床多见，中医外治，独具其长。脐湿之患，单用敛疮胜湿之粉剂，掺于脐部即可获愈。若赘肉增生，可先用药腐蚀赘肉，而后敷用敛疮胜湿之制。脐疮无寒热者，仅用解毒生肌、胜湿敛口之药外敷，即可获愈。若肿势较甚或伴有发热者，则须配合内服之药，清热解毒，祛邪收敛。脐疮引起的兼证或变证，一般皆较严重，当掌握时机，审其证候，内外兼治。脐部出血，当审其病因，局部处理结合全身治疗。若因脐带结扎不善者，需重新结扎，外用止血药粉掺扑脐部。其因于胎热或胎寒者，在局部用药的同时，须服用凉血止血，或益气摄血之品，方可获效。对于脐突之症，绝大多数不需要治疗，脐突直径在 1cm 以下者，多随年龄增长和腹壁肌肉的发育，脐疝孔逐渐闭合。若直径较大较严重者，可用中药外敷，外加压迫，多可获效。若脐突直径大于 2cm 以上者，年龄超过 2 岁尚未愈合，以中药外敷压迫无效，可考虑手术修补腹壁之缺损。

第二十节 流涎

流涎，又称"滞颐"，俗称"流口水"，指儿童口涎不自觉地从口内流溢出来，以3岁以下的幼儿最为多见。由于长期流口水，致使口周潮红、糜烂，尤其是两侧口角为著。西医学称为"流涎症"，常因口、咽黏膜炎症、面神经麻痹、延髓麻痹、脑炎后遗症或小儿呆小病等神经系统疾病引起。

中医分型

（1）脾胃积热型：小儿流涎，涎热而黏，口角赤烂，口臭而渴，胃纳呆滞，口腔黏膜色深红或糜烂，尿少，便秘，舌边红，苔黄，脉滑数，指纹紫滞。

（2）心脾积热型：患儿素日心脾积滞，郁久化热，循经熏蒸口舌，心烦不安，口涎外流，涎液黏稠而热，浸渍颐部及胸前而致潮红糜烂，甚则浸淫成疮，小便短赤，大便秘结，舌尖红赤，苔薄黄，脉滑数，指纹紫红。

（3）脾胃虚寒型：流涎不止，涎液清稀，小便清长，大便稀薄，面黄唇白，舌质淡，苔白而滑，脉弱无力，指纹淡红。

（4）脾胃气虚型：痰涎清稀，面色萎黄，少气懒言，纳呆，舌淡苔薄白，脉沉细。

药物外治疗法

（一）穴位贴敷法

处方201

白附子。（汪受传主编.中医儿科学［M］.北京：中国中医药出版社，2002.08.）

处方 202

吴茱萸 5 份、胆南星 1 份。(贾一江等主编 . 当代中医外治临床大全 [M].北京：中国中医药出版社，1991.04.)

【方法】第 201 方中白附子捣碎，用米醋为赋形剂，做薄饼一块，在临睡前敷于涌泉穴上，再用绷带固定，翌晨拿去。第 202 方吴茱萸、胆南星诸药研细粉混合，贮瓶勿泄气备用。睡前取上药 15g，用陈米醋调成黏厚糊状饼，贴敷涌泉穴，男左女右，布包，每贴敷 12 小时更换 1 次，一般 1~4 次即可。

处方 203

南星 30g。(《阎效忠集效方》)

处方 204

吴茱萸末。(中山医学院 . 中药临床应用 [M].广东人民出版社.1975.03.)

处方 205

制南星 30g，生蒲黄 12g，府醋（保宁醋）适量。(经验方)

【方法】方 203 为末醋调，于晚间敷两足心涌泉穴，外用纱布包扎，每次敷 12 小时。方 204 药以醋调敷足心。方 205 前二味药共研细末，用府醋（保宁醋）适量调制成饼，包足心涌泉穴，男左女右，12 小时易之。

【适应证】脾胃积热型流涎。

【注意事项】皮肤破损及对所用药物过敏者禁用。

（二）掺法

处方 206

牛黄 3g，青黛、上朱砂、冰片、元明粉各 10g，煅硼砂 30g，珍珠母 5g，人中白 15g。

【方法】上药共研细末，掺于患儿口腔及颐部。

【适应证】脾胃积热型流涎。

【注意事项】对所用药物过敏者禁用。

【出处】《幼科条辨》。

综合评按： 流涎是小儿常患的疾病多见于 3 岁以下患儿，以脾胃虚寒型为多，有些病例虚实难辨，缺乏全身症状的参考依据者，可宗《灵枢·口问》的"胃缓则廉泉开，故涎下"的治法，从收敛着手。另外，外伤、口腔感染往往易引起流涎。本文所载方法，可供临床参考。

第二十一节　解颅

解颅，西医称脑积水，是由于脑脊液循环障碍，颅内脑脊液量增多而产生颅内压增高，头颅显得特大，骨缝分裂，常伴发颅内压增高的症状，智力存在一定程度落后。

临床表现头颅呈均匀性扩大，骨缝裂开，前囟扩大饱满，头皮静脉怒张，双目下视如落日状，巩膜外露，头颅叩诊呈破壶音，可兼见烦躁、嗜睡、呕吐、惊厥、视力减退、震颤、肢体痉挛性截瘫。头颅透照有广泛透亮区。头颅 X 线可见骨质变薄，指压迹增多，颅缝裂开。

中医证型

（1）肾气亏损型：小儿囟门逾期不合，反而渐加宽开解，头颅明显增大，青筋暴露，目珠下垂，白多黑少，头大颈细，身体瘦弱，神识呆钝。

（2）肾虚阳亢型：颅缝裂开，前囟宽大，头额青筋暴露，眼珠下垂，白睛特别显露，目无神采，神烦不安，手足心热，筋惕肉瞤，时或瘛疭，口干舌红。

（3）脾虚水泛型：面色㿠白，白睛多而目无神采，头缝裂开不合，头皮光亮、叩之呈破壶音，肢体消瘦，食欲不振，神呆，便溏，小便不利。

（4）热毒壅滞型：颅缝合而复开，按之浮软，青筋暴露怒张，两目下垂，头痛口干，面赤唇红，小便短赤，便干。

一、药物外治疗法

（一）薄贴法

处方 207

封囟散：肉桂、细辛各 15g，干姜 3g，人乳汁（或猪胆汁）适量。

【操作】取前 3 味药研细末，用人乳汁或猪胆汁调匀，摊纱布上，按囟裂部位外敷，外以纱布包扎，药干则换，同时配合内服加味六味地黄汤。

【适应证】脑积水。

【注意事项】皮肤敏感者适当减少贴敷时间。

【出处】《浙江中医杂志》1988，（5）：219.

（二）穴位贴敷法

处方 208

青黛、胆汁、枯矾、雄黄等。

【操作】青黛合猪（牛）胆汁调敷，用黛矾散（青黛 30g，枯矾 15g，雄黄 10g，红花 5g 共研细末），以苦参 50g 煎液取浓汁合胆汁调敷囟门，注意保持温热。

【适应证】热毒壅盛型脑积水。

【注意事项】药物成分过敏者禁用如有不适，适当减少贴敷时间。

【出处】《中医杂志》1991，32（8）：20.

（三）鼻饲法

处方 209

鲫鱼胆 2 个、蒸馏水适量。

【操作】取鱼胆汁加入蒸馏水稀释，高温消毒，滴鼻，每日 3 次，每次 2~4 滴，5 日为 1 个疗程，需配合其他疗法。

【适应证】热毒壅滞型解颅。

【注意事项】皮肤过敏者慎用。

【出处】刘道清主编.中国民间疗法［M］.郑州：中原农民出版社，

1987.12.

（四）嗜鼻法

🥣**处方 210**

猪牙皂 15g，细辛 6g，川芎 15g，白芷 10g，白丁香 5g，苦丁香 3g。

【方法】上药共为细面，头痛明显者，取适量外吹鼻腔中，取喷嚏头痛即消。

【适应证】小儿脑积水头痛明显者。

【注意事项】治疗过程中重视食疗。

【出处】《中国中医药现代远程教育》2009，7（1）：47–48.

（五）药包热熨法

🥣**处方 211**

天南星。

【操作】天南星，炮，去皮为末，淡醋调，贴囟门，热物熨之，日 2~3 次，每次 30 分钟左右，3~5 日为 1 个疗程。

【适应证】脑积水。

【注意事项】注意温度，如皮肤出现瘙痒难忍过敏等情况，及时取下。

【出处】刘建忠等主编．中国儿科秘方全书［M］．北京：科学技术文献出版社，2001.02.

二、非药物外治法

针刺法

🥣**处方 212**

百会、三焦、肾俞、三阴交等。

【操作】阳虚水泛型，取百会透四神聪，三焦俞透肾俞，三阴交透复溜；脾肾阳虚型，取百会透四神聪、大椎，三焦俞透肾俞，足三里、三阴交透复溜。以 30 天为 1 个疗程，一般 1~3 个疗程。

【适应证】阳虚水泛型、脾肾阳虚型解颅。

【注意事项】注意针刺力度，晕针者立即停止操作，让患儿平躺。

【出处】《中国针灸》1988，8（6）：16.

综合评按：《幼幼集成》云："解颅者，即头缝开解而因不合也。是由气血不足，先天肾气大亏。"与西医脑积水相似，中医治疗多以内服法为主，临床外治法报道较少。薄贴及穴位贴敷法，可使药物直接作用于病变局部，通过头皮腠理、毛孔吸收。鼻饲、嚏鼻法，通过鼻黏膜直接吸收入脑，从而改善脑脊液循环，达到利尿、脱水，降颅压之目的。本病病情较危重，故临证之时，应中西医结合综合治疗。

第二十二节　囟陷

婴儿的前囟部一般于 1 岁至 1 岁半时闭合，如前囟发生明显陷下者，则称为囟陷。此证可见于西医学的婴幼儿腹泻、佝偻病等大量丧失体液及营养不良性疾病。

1. 临床诊断

本病以囟门陷下为临床主症，并见形体羸瘦，精神萎靡，气弱懒言，大便溏薄等症；若病情严重者，可见沉睡昏迷，两目凹陷，四肢厥冷，甚或口鼻气凉，手足震颤等虚风内动之候。

2. 中医分型

（1）脾胃虚弱型：面色萎黄，形体羸瘦，神疲气短，囟门下陷，食欲不振，大便溏薄，四肢不温，舌淡苔白，脉象沉缓，指纹色淡。

（2）气液耗伤型：神疲面自，囟门下陷，口干唇燥，皮肤枯瘪，脸部瘦削，目陷露睛，小便短少，舌红而干，脉细数。严重者可见瘛疭、痉厥。

（一）薄贴法

处方 213

雄黄 6g，川乌、生附子各 15g。

【方法】诸药共为末，生葱细切、杵烂，入前药末同煎做成膏，每早空腹贴患儿囟陷处，主要对先天禀赋不足，或久泻脾胃虚寒者效果较好。

【适应证】囟陷，对先天禀赋不足，或久泻脾胃虚寒者效果较好。

【注意事项】注意温度，如皮肤出现瘙痒难忍过敏等情况，应及时取下。

【出处】罗和古等主编．穴位敷药巧治病［M］．北京：中国医药科技出版社，2006.09.

（二）湿敷法

🥣**处方 214**

天南星 6g，北细辛 1.5g。

【方法】诸药共捣为末。寒证者，以葱汁、生姜汁调敷；泄泻下陷者，醋调敷；热证者，薄荷、甘草油调敷。敷于前囟处。

【适应证】囟陷。

【注意事项】对药物成分过敏者慎用。

【出处】王大伦主编．婴童类萃［M］．北京：人民卫生出版社，1983.07.

【综合评述】囟陷是由于许多疾病如营养不良，急性失血、失液等所导致，外治法可作为辅助疗法，主要以内服药或中西医结合治疗。

第二十三节　小儿麻痹症

小儿麻痹症，又称脊髓灰质炎（简称灰髓炎），是由脊髓灰质炎病毒引起的急性传染病，以发热及有呼吸道及消化道症状，继而发生中枢神经症状及分布不规则的弛缓性瘫痪为特征。本病多见于 1~5 岁的幼儿，常流行于夏、秋季节，在麻痹前驱期具有较强的传染性。中医学有关本病的记载分散在"温病""小儿中风""婴儿瘫""痿证""小儿半身不遂""软脚瘟"等范畴。

1. 临床诊断

有夏秋发病的流行病学特点，潜伏期一般 5~14 天。

（1）前驱期：发热、多汗、头痛、全身不适、恶心、呕吐、腹痛、腹泻或便秘 1~4 天后，热退，症状全消。小儿夏秋季有上述症状，应考虑此病，必要时做腰穿检查。

（2）瘫痪前期：发热，有脑膜刺激征，患儿拒绝抚抱，可有前囟饱满。

（3）瘫痪期：弛缓性瘫痪常出现在发热第 2~5 天，双峰热者在第二次发热的第 2~5 天，呈不对称分布，下肢多于上肢，近端肌多于远端肌，无感觉障碍，可有腹肌、背肌、呼吸肌瘫痪，瘫痪出现后 1~5 天热渐退，热退 48 小时后，一般瘫痪不再发展。延髓受损可发生呼吸及循环障碍，表现为呼吸微弱，咽部肌群麻痹等危重症状。

（4）恢复期：发生瘫痪以后 1~2 星期开始恢复，轻症往往 1~3 个月恢复，重症需 6~18 个月才能恢复，或进入后遗症期。

（5）后遗症期：病期 1 年半以上尚未恢复者，称后遗症期。形成持久性麻痹、挛缩，即引起躯体或躯干畸形。

血常规可见白细胞轻度增多，中性增高，血沉增快。脑脊液检查细胞大多增加，但也可正常。一般不超过 500×10^6/L，以淋巴细胞占多数，生化变化不大，蛋白在早期正常，2~3 个月后细胞呈低色素，少数蛋白反增高，并呈细胞蛋白分离现象。

2.中医分型

（1）发热初期：发热、头痛、呕吐、嗜睡、多汗或无汗，食欲不振，软弱无力，腹痛、腹泻，咽喉疼痛，鼻塞流涕，咳嗽等，舌苔薄黄或薄白，脉浮数或浮缓。在小儿麻痹流行时，出现以上症状可诊断为可疑小儿麻痹初期。若发热，周身倦怠，四肢无力，骨节烦痛，饮食欠佳，大便稀，小便淡黄，舌苔淡黄腻，脉缓滑，在小儿麻痹流行期，出现以上症状可诊为可疑麻痹初期。

（2）中风阶段：出现麻痹，肌肉松软无力，多见上下肢、肩胛、躯干，反射消失或迟钝，亦有呼吸肌、直肠、膀胱肌麻痹等，瘫痪部位皮肤发凉。

（3）偏枯期：肢体麻痹，功能部分或完全丧失，肌肉松弛或皮肤干燥，患肢逆冷，肌肉萎缩或有畸形。

一、药物外治疗法

（一）药液按摩法

处方 215

二黄八虎散加独行千里浸酒成液。二黄八虎散药物组成：姜黄、黄羌、羌活、独活、山羌、良羌、黑羌、干羌、沙羌、豆豉羌、乳香、檀香、陈皮、风叶、吴茱萸、薄荷、母草、商陆、没药、桐皮。

【**方法**】在小儿麻痹症患病肌体上先涂抹适量药液，采用掌推法、两掌揉法、轻槌法，由轻至重，按摩 10~20 分钟，每日 3 次。

【**适应证**】小儿麻痹症。

【**注意事项**】皮肤破溃处及药物过敏者慎用。

【**出处**】贾一江等主编.当代中医外治临床大全［M］.北京：中国中医药出版社，1991.04.

（二）沐浴法

处方 216

生草乌、干姜、桂枝、伸筋草、川芎、丹参、络石藤、鸡血藤。依证斟酌用量。

【**方法**】上药煎汁后，待稍凉加白酒 100~200ml 浸浴患处，日 1 次。

【**适应证**】早期小儿麻痹症。

【**注意事项**】药物过敏者禁用，草乌有毒，严禁饮用或吸入，家长陪同配合，防止感染。

【**出处**】贾一江等主编.当代中医外治临床大全［M］.北京：中国中医药出版社，1991.04.

（三）拔水罐法

处方 217

透骨草 60g，伸筋草 30g，加水 1000ml，煮沸 30 分钟浓缩至 300ml。

【**方法**】用 75% 酒精或 0.1% 氯己定局部消毒后，以针刺挛缩肌腱，将上述药液 30ml 装入水罐内，拔针后，将罐紧紧扣于针刺处，用吸引器或注射器将罐内空气抽出，形成负压，使水罐紧紧吸于局部。再用止血钳将水罐上皮管夹住，持续 30~40 分钟，将止血钳放开，使空气进入罐内，解除负压，然后一手按住罐一端之皮管，另一手按住皮肤，将罐侧转提起，针刺处用消毒棉球擦干即可。如果挛缩较重，可在 1 条挛缩的肌腱上局部消毒后，每隔 1~2cm 处用针刺一下，将水罐拔在挛缩肌的上端，用水将该挛缩肌处皮肤湿润后，手推水罐呈游走性拔罐，反复数次。

【适应证】小儿麻痹症。

【注意事项】无菌操作，防止感染。

【出处】贾一江等主编 . 当代中医外治临床大全［M］. 北京：中国中医药出版社，1991.04.

（四）擦洗法

处方 218

桑枝 15g，川芎、当归、桑寄生、土牛膝各 10g，煎汤加黄酒 1 盅。

【方法】每日用清洁纱布蘸药液在瘫痪部位擦 2~3 次，使筋脉流通。

【适应证】小儿麻痹症。

【注意事项】药物过敏者禁用，注意卫生，防止感染。

【出处】贾一江等主编 . 当代中医外治临床大全［M］. 北京：中国中医药出版社，1991.04.

（五）热熨法

处方 219

地龙 120g，红花 9g，炭灰 120g。

【方法】将上药炒热，蘸适量醋或酒（筋紧挛缩用醋，筋松弛缓用酒），分 2 份，交替使用。用时以布包裹，趁热熨敷患处，连续熨敷 6 次。

【适应证】小儿麻痹症。

【注意事项】掌握温度，防止烫伤，注意无菌操作，防止感染。

【出处】贾一江等主编 . 当代中医外治临床大全［M］. 北京：中国中医药出版社，1991.04.

（六）穴位贴敷法

🥣处方 220

川芎 12g，羌活 10g，独活 10g，防风 12g，黄芩 12g，当归 20g，赤芍 12g，红花 12g，冰片 3g，乳香 10g。上肢麻痹加桂枝 8g，丝瓜络 20g，香附 12g；下肢麻痹加牛膝 20g，鸡血藤 30g，青木香 6g。

选穴：背心、胸心、肚脐、命门、八髎、委中。上肢麻痹：肩、百会、曲池、劳宫。下肢麻痹：涌泉、期门、血海、承山。

【方法】将药物炼成膏剂，在上述穴位上，先行针灸、推拿、拔罐、刺络放血，然后外敷膏剂于穴位上。

【适应证】小儿麻痹症。

【注意事项】药物过敏者禁用；针灸、推拿及拔罐时注意无菌操作，防止感染。

【出处】贾一江等主编.当代中医外治临床大全［M］.北京：中国中医药出版社，1991.04.

二、非药物疗法

针灸法

🥣处方 221

穴方：脾俞、胃俞、肝俞、肾俞、志室、华佗夹脊穴。上肢：肩髃、肩髎、肩缝、曲池、手三里、阳池、外关、合谷、八邪穴；下肢：髀关、血海、风市、梁丘、伏兔、鹤顶、犊鼻、内膝眼、足三里、阳陵泉、绝骨、三阴交、太溪、太冲、八风、承扶、委中、承山穴。足内翻，加丘墟、申脉；足外翻，加太溪、照海；足下垂，加解溪、丘墟穴。

【方法】以上诸穴不必全取，交替取之。运用轻柔之手法并浅刺为主。

【适应证】偏枯期小儿麻痹症，后遗症治疗。

【注意事项】注意针刺力度，晕针者立即停止操作，让患儿平躺。

【出处】《现代中西医结合杂志》2008，7（17）：3265-3267.

综合评按：小儿麻痹症，目前多采取中西并举的多种措施综合治疗。

中医外治法在小儿麻痹后遗症康复治疗中有一定的疗效，常作为辅助疗法。可采用手术矫治术及下肢和足部按摩相结合的治疗方法，通过按摩下肢和足部使小儿麻痹后遗症患儿已丧失的上下肢运动功能得到一定程度的恢复或补偿，上肢恢复日常活动能力，尤其是下肢和足部恢复站立和行走能力，进而提高生活自理能力。

第二十四节　重舌

重舌，又称"子舌""重舌风"，在舌下连根处红肿胀突形如小舌，谓之重舌，为婴幼儿较常见病症。相当于西医学舌下黏膜炎症或舌下腺囊肿。其诊断依据：舌下黏膜炎症、肿胀、突起，状若小舌。舌下腺囊肿隆起突出如小舌。

1. 中医分型

（1）胎毒蕴结证：婴幼儿，舌下肿胀如小舌样，舌红，触之微硬，流涎，烦躁不宁，拒乳，时啼哭，或见发热，面赤唇红，小便短赤，舌红，苔黄，指纹青紫或脉数。

（2）心脾积热证：舌下疼痛，赤肿如小舌之状，舌体伸缩受限，妨碍言语及吞咽、饮食，流涎唾，可伴发热，口干渴，心中烦热，大便秘结，小便短赤，舌质红，苔黄，脉数。

（3）阴虚火旺证：舌下红肿疼痛，舌体活动受限，颌下臖核肿大、压痛。五心烦热，口燥咽干，失眠，大便秘结，小便黄，舌质干红少苔，脉细数。

（4）血瘀舌下证：舌下肿胀暗滞、疼痛，舌体活动受限，唾液少，颌下臖核肿大、压痛，口微干，小便黄，舌质偏红有瘀点，脉弦略数。

（5）湿热蒸舌证：舌下红肿疼痛、按之软，日久不溃，妨碍言语、吞咽，时流涎唾，颌下臖核肿大压痛，体倦，纳呆，小便黄，舌质红，舌体胖，苔白黄厚腻，脉濡数。

一、药物外治法

（一）敷法

处方 222

乌鱼散：乌鱼骨 15g，蜣螂 8g，蒲黄 8g，白矾（煅）1.5g。

【操作】上药研为极细末，鸡卵黄调匀涂敷重舌上，咽津无妨。每疗程 7 天。

【适应证】小儿初生重舌。

【注意事项】药物过敏者禁用。

【出处】孙世发主编.中医小方大辞典［M］.北京：金盾出版社.2009.11.

处方 223

蒲黄、露蜂房（微炙）各 7.5g，白鱼 3g。

【操作】上药研细末，用少许，酒调，敷重舌上，每天换药 3 次。

【适应证】小儿重舌，口中生疮涎出。

【出处】孙世发主编.中医小方大辞典［M］.北京：金盾出版社.2009.11.

（二）涂擦法

处方 224

皂角刺（煅）、朴硝少许。

【操作】上药研匀，先以手蘸水，擦口内，并舌上下，将药掺于重舌上，涎出自消。

【适应证】小儿重舌。

【出处】《胜金方》。

处方 225

蒲黄干姜散：蒲黄 9g，干姜 1.5g。

【操作】上药共研为末，敷患处。

【适应证】小儿虚热重舌。

【出处】刘建青著.外敷中草药治百病［M］.北京：华夏出版社，2006.

处方 226

白及。

【操作】研末用乳汁调涂足心。

【适应证】小儿重舌。

【注意事项】调涂足心后可以纱布固定。

【出处】吴大真主编.灵验单方秘典［M］.郑州：中原农民出版社，2008.04.

处方 227

川黄连 3g，川黄柏 3g，西大黄 3g，淡竹沥适量。

【操作】前三味共研细末，以竹沥调上述药粉适量，涂擦于患儿之舌下的根部，每日早、中、晚各涂 1 次。

【适应证】小儿重舌。

【注意事项】药物候凉后涂擦，避免烫破舌下黏膜。

【出处】查少农述，查纬民辑.中草药外治验方选［M］.合肥：安徽科学技术出版社，1984.08.

处方 228

人中白 5g，细柏末 9g，青黛 18g，玄明粉 9g，白硼砂 9g，西瓜硝 24g，冰片 9g。

【操作】上为细末，小儿重舌初起，针出恶血，搽药末适量。

【适应证】小儿重舌初起。

【注意事项】药物过敏者禁用。

【出处】《喉科指掌》。

（三）含漱法

处方 229

五灵脂（研末）30g，米醋适量。

【操作】上药末，用米醋一大碗煎，渐噙漱口。

【适应证】血瘀舌下型重舌。

【注意事项】含漱时避免呛咳。

【出处】《胜金方》。

（四）吹药法

🥣处方 230

芒硝 5.4g，蒲黄 1.2g，生僵蚕 3g，牙皂 0.4g，冰片 0.3g。

【操作】上药研细末，吹入重舌处。

【适应证】胎毒蕴结型重舌。

【注意事项】操作动作不宜过大，避免窒息。

【出处】贾一江等主编 . 当代中医外治临床大全［M］. 北京：中国中医药出版社，1991.04.

二、非药物疗法

温针灸法

🥣处方 231

列缺、照海。

【操作】针刺部位常规消毒，针刺双列缺、双照海，针旁用艾条悬灸 15 分钟。

【适应证】阴虚火旺型重舌。

【注意事项】针灸治疗需强刺激，不留针。

【出处】经验方。

综合评按： 重舌的描述首见于巢元方《诸病源候论》曰："小儿重舌者，心脾热故也。心候受于舌，而主受于血；脾之络脉，又出舌下。心火、脾土二脏，母子也，有热即血气俱盛。其状，附舌下，近舌根，生形如舌而短，故谓之重舌。"小儿重舌，古医家多辨为心脾有实热，上熏口舌所致，也有的医家认为有虚热者，但治法又多类似。近人认为，重舌乃是新生儿舌下腺肥大，而古医家误认为疾病，此说可供参考。

第二十五节 木舌

木舌是一种以舌体肿大，伸缩、翻转动作不灵，状若僵木为特征的疾病。轻者妨碍乳食，重者舌体肿大充满口腔，梗阻气道，妨碍呼吸。此病多因胎毒蕴结脏腑，发于心脾，日久生风结痰，风热痰湿相搏则舌肿而木强。西医无类似的病名，多为许多疾病过程中的一个症状。

1. 临床诊断

本病以舌体肿大，动作僵化不灵为主要表现，可出现于下列多种情况。

（1）疮疡肿胀：外邪内热蒸灼舌窍，致令舌体肿胀、生疮，舌体因而胀大、疼痛难以动作而呈木僵状态，以致影响乳食及发育。

（2）舌部肿瘤：小儿舌部最常见的肿瘤为血管瘤和淋巴管瘤。血管瘤病面呈凹凸不平呈血红色或暗紫色，按之柔软有弹性；淋巴管瘤局限性者表现为柔软的肿块，也可呈现半透明的囊肿浮露于舌面；弥漫性海绵状淋巴管瘤可形成巨舌，舌体粗大甚至垂于口外。

（3）其他：五迟五软证中可见到一类患儿表现舌厚大，新生儿期由于脱水引起津液不足证中有"干缩性舌肿大"，还有少数的不同形态的先天性舌大畸形及淀粉样变性舌，皆属木舌的表现范畴。

2. 中医分型

（1）心脾积热型：舌体肿大，舌质软硬，转动不灵；或因形大质硬，难以转动，以致影响乳食，甚至肿塞满口，影响口腔开合，啼声謇涩，语言不清，呼吸不畅；或伴发热，面赤唇红，舌碎生疮，流涎，烦躁。大便干结或稀黄，小便黄，苔黄厚腻，舌质红，脉有力，指纹紫。

（2）血瘀内阻证：舌体胀大，舌背部分或全部呈血红色或暗紫色，凹凸不平，甚至脉络增生蔓延到颊、唇，压之褪色，减压色复。舌动作受影响的程度与舌增大的程度成正比，舌苔白，脉有力，指纹红紫。

（3）痰瘀互结证：舌体粗大甚至垂于口外，质软或舌面呈半透明的囊状凸起。口舌体过大而动作不灵，发音謇涩，口难闭合，舌垂口外者进食咬合发生障碍。舌苔白，脉有力，指纹红紫。

一、药物外治法

（一）穴位贴敷法

处方 232

吴茱萸粉 10~15g，面粉适量。

【操作】将吴茱萸粉与面粉用温水和匀，做成薄饼状，贴于两足心，外用纱布包绕固定，每日更换 1 次。

【适应证】木舌。

【注意事项】用药后若出现过敏现象应及时停用。

【出处】胡郁坤，陈志鹏主编.中医单方全书珍藏本超值版［M］.长沙：河南科学技术出版社，2012.

（二）扑粉法

处方 233

大黄 9g，芒硝 5g，甘草 9g，栀子 5g，黄芩 5g，薄荷 9g，连翘 5g，竹叶 5g。

【操作】上方各研为细粉后，混合拌匀，扑粉于舌处，每日 4~5 次，5日为 1 个疗程。

【适应证】木舌。

【注意事项】治疗前先清洁口腔，以便药物更好吸收，保证疗效。

【出处】《太平惠民和剂局方》。

二、非药物疗法

针刺联合放血疗法

处方 234

完骨、攒竹、印堂、下关、翳风、阳白、鱼腰、颧髎、百会、四神聪、合谷、足三里，颊车透刺地仓，水沟透刺地仓，承浆透刺地仓。

【操作】操作穴位常规消毒，然后用皮肤针进行叩刺完骨穴，叩刺后选用小号火罐在叩刺部位上拔罐 5 分钟，出血量约 5ml，每天 1 次。急性期第 1~3 天，叩刺完骨穴放血，放血量约 5ml；第 4 天开始，以足三里穴为主，面部穴位沿皮刺为主。

【适应证】痰瘀型木舌。

【注意事项】注意无菌操作，避免感染。

【出处】经验方。

综合评按：木舌，多由热结生瘀所致，历代医家多从实热施治。如《圣济总录》主张清心脾之热，《景岳全书》主张用清胃降火法等，清热解毒、化瘀散结是治疗本病的总则。临床治疗多采用内服外用相结合的方法，其中，中医外治法是很重要的措施，如扑粉法、穴位贴敷法、针刺联合放血疗法，可使药物直达病所，作用时间持久。另外，局部外敷用药时，为了保证舌上药物在一定时间内的有效浓度，要求敷用后半小时内，勿进水食，以免冲淡药物浓度。若舌大属全身性疾病之局部症状者，当调理原发病。如木舌伴五迟五软证者，治当补脾肾；新生儿因失水津液不足而呈现舌上卷起似肿大者，及时喂水、喂乳即可恢复常态；先天性巨舌若药物治疗效果不佳时，应考虑外科手术治疗。

第二十六节　奶癣

奶癣（现名婴儿湿疹），是一种常见瘙痒性皮肤病。中医认为"奶癣"是先天"胎毒"外发，火毒、湿热蕴于肌肤，胎中受毒，落草受风，致生奶癣。本病大多有遗传过敏史，喂养失当、消化不良、环境因素等都可能成为发病诱因。临床以湿疹样皮损为特征。

1.临床诊断

通常在出生后 2 个月至半年内发病。皮损主要发生在两颊、前额及头皮，个别可发生于躯干、四肢。瘙痒剧烈致使小儿哭闹不安。病程迁延，时轻时重，反复发作。皮损主要分两型。

渗出型：多见于肥胖的婴儿，皮损为红斑、丘疹及丘疱疹，渗出明显，可形成黄痂，剥去痂皮显露出鲜红色糜烂面，甚至可引起继发性感染。

干燥型：多见于瘦弱的婴儿，皮损为淡红或暗红色斑片及小丘疹，皮肤干燥，少许白色糠秕状脱屑。

2. 中医分型

（1）湿热型：皮损潮红，伴水疱，甚则黄水淋漓，便干溲赤，舌红，脉滑数。

（2）脾虚湿蕴型：小儿瘦弱，皮肤干燥起屑，皮疹暗淡，便溏，舌淡，苔白腻，脉缓或沉滑。

（3）血虚风燥证：皮损呈苔藓样变，躯干、四肢可见结节性痒疹，继发抓痕，瘙痒剧烈，面色苍白，形体偏瘦，眠差，便干，舌质偏淡，脉弦细。

一、药物外治法

（一）扑粉法

处方 235

苦参 60g，白鲜皮 30g，冰片 3g。

【操作】上药研细末，装瓶备用。使用时以粉扑蘸药粉，扑于患处，每日 2~3 次。

【适应证】湿热型奶癣。

【注意事项】药粉覆盖不宜太厚，以免影响皮肤透气性。

【出处】曲祖贻著.中医简易外治法［M］.人民卫生出版社，1981.

处方 236

鲜女贞叶 60g，地骨皮 30g，生大黄 30g，川黄柏 15g，松花粉 30g，青黛 30g，枯矾 9g。

【操作】先将前二味药以水煎汁，待温时使用，次将后五种药共碾成极细粉，瓶储备用。先以所煎之汁温洗患处，洗后拭干水，再用药粉扑搽患处，每日早晚各 1 次，通常连续应用 3~5 天病即愈。

【适应证】小儿湿疹。

【注意事项】药汁温度适宜，避免烫伤患处皮肤，清洁纱布拭干水分，洗后扑药粉，不宜过厚。

【出处】查少农述，查纬民辑.中草药外治验方选［M］.合肥：安徽科学技术出版社.1984.

（二）涂擦法

处方 237

加味二妙散：生苍术、生黄柏、雄黄各等量。

【操作】上药共研细末，用生鸡蛋或香油适量，将药末调成糊状，涂擦患处，一般 1~2 次即愈。

【适应证】湿热型小儿湿疹。

【注意事项】药物配置浓度宜低剂量开始，之后可根据病情需要提高浓度，皮损处有明显渗液时忌用。

【出处】《浙江中医杂志》1988，23（11）：499.

处方 238

四妙霜：白鲜皮、地肤子、枯矾各 3g，青黛 1g，凡士林 100g。

【操作】将前 3 味药研成极细末，再与青黛、凡士林调匀，每日 2 次搽患处。一般用药 6~8 次皮疹即可消退。

【适应证】婴儿湿疹。

【注意事项】皮肤过敏者慎用。

【出处】《辽宁中医杂志》1988，12（4）：3.

（三）熏洗法

处方 239

生大黄、川连、黄柏、苦参、苍耳子各 10g，渗液多者加枯矾 10g。

【操作】上药煎后过滤，用药液熏洗患处，每日 3 次，每次数分钟。

【适应证】婴儿湿疹，皮损呈红色粟粒疱疹，或疱破流水、结黄痂、瘙痒者。

【注意事项】根据熏洗部位不同，选择合适容器（脸盆、水桶、浴盆或浴缸）盛放药液，先将患处置于药物蒸汽上熏蒸，待药液温度降低（不烫为度），再将患处置于药液中洗浴，熏洗完毕后，迅速用干毛巾拭去药液或汗液，注意保暖，避免着凉。

【出处】《陕西中医》1990，11（2）：81.

处方 240

诃子 100g，米醋 100ml。

【操作】将诃子捣烂，加水 1500ml，文火煎煮至 500ml，再加米醋煮沸即可。用时取药液浸洗患处，每日 3 次，每次 30 分钟，每日 1 剂。

【适应证】脾虚湿蕴型奶癣。

【注意事项】湿疹皮损属于渗出型慎用。

【出处】郁晓维编著. 小儿常见病简易疗法［M］. 上海：上海中医药大学出版社，2002.1.

（四）湿敷法

处方 241

生地榆、马齿苋各 10g。

【操作】水煎 200ml，用纱布浸药液于患处湿敷。干后再行浸药，每日敷 3~6 次。

【适应证】小儿湿疹渗出液多者。

【注意事项】注意保持敷料湿润及创面清洁，敷药面积应大于患处并保持一定湿度。

【出处】范正祥主编. 常见病简易疗法手册［M］. 北京：人民卫生出版社，1988.12.

（五）敷脐法

处方 242

黄连 2g，雄黄 3g，丝棉（烧灰）3g。

【操作】上药共研成细粉，填放脐上，外盖纱布敷料。适时更换，至痊愈为止。

【适应证】湿热型奶癣。

【注意事项】贴药前应先将脐部擦拭干净，脐病或有脐部感染者禁用；如有痒痛、局部红肿现象，可揩去药物。

【出处】曲祖贻著 . 中医简易外治法 ［M］. 人民卫生出版社，1981.12.

（六）香佩法

处方 243

雄黄、樟脑、冰片、滑石粉各 3g。

【操作】诸药混合研成细末，放入用布缝成的小包内，挂于胸前（直接与皮肤接触），约 15 日，待药味散发完后，再换药一包，一般用 2 包即可。

【适应证】湿疹。

【注意事项】皮肤过敏者慎用。

【出处】《陕西中医》1985，6（7）：323.

综合评按： 外治法在小儿湿疹的治疗中占有重要地位。文中所选扑粉、涂擦、湿敷、熏洗等疗法各具特色，药物直接作用于局部皮损，具燥湿、收敛、消炎、止痒等作用，可改善症状，促进皮损消退。但需要注意的是，局部熏洗不适用于渗出较多的湿热型皮损，误用会使病情加剧。敷脐法和香佩法简便易行，湿疹治疗同时应远离过敏源，忌食鱼、虾、蟹等腥膻发物之品；勿用刺激性强的外用药，不宜接触毛织、化纤衣物，衣物不宜太厚，避免强烈日光照射。

第二十七节　尿布疹

尿布疹即尿布皮炎，是发生于婴幼儿尿布遮掩部位的局限性皮炎，主要因尿液分解产物的刺激、湿尿布的浸渍等原因所致。临床以与尿布覆盖部位出现大小一致的红斑为皮损特征。

（一）扑粉法

处方 244

复方苍柏散：苍术 3 份，青黛 2 份，黄柏 1 份，银花炭 1 份，冰片少量。

【操作】将上药研为极细末，用棉球直接扑于皮损区，每日 2~3 次，至痊愈为止。

【适应证】小儿尿布皮炎。

【注意事项】扑粉前，患处清洗干净，保持干燥，药粉覆盖不宜太厚；注意勤换尿布；患儿腹泻者，应同时治疗腹泻。

【出处】《临床皮肤科杂志》1989，18（6）：337.

（二）涂擦法

处方 245

生地榆 10g，紫草 10g，冰片 1g。

【操作】将上药共入植物油中炸至黄色后去渣，冷却后涂擦患处，1 日数次。

【适应证】小儿尿布皮炎有溃烂者。

【注意事项】涂擦前，先清洗臀部，晾干。平时注意勤换尿布，保持臀部干爽清洁。

【出处】韩家驹编著. 中医外治方药手册［M］. 西安：陕西科学技术出版社，1990.

处方 246

青黛粉 9g，儿茶 9g，黄柏 9g，马齿苋 9g，五倍子 4.5g，冰片 0.9g。

【操作】上药研细末混合，再入冰片，加凡士林 125g，调匀为油膏。每次换药前，用淡生白矾水洗净患处，揩干。取纱布将油膏调匀摊薄，外涂患处，每 2~3 小时涂 1 次，至愈止。

【适应证】小儿尿布皮炎。

【注意事项】涂擦前，将臀部清洗干净，不宜使用肥皂、沐浴液等清洗。

【出处】黄宗勖主编，常见病中草药外治疗法 [M].福州：福建科学技术出版社，1998.05.

（三）湿敷法

🥣处方 247

野菊花、银花、蒲公英、黄连、黄芩、黄柏等，任选 2~3 味，各 10~15g。

【操作】以上药煎汤取汁，用纱布浸药液于患处湿敷。

【适应证】小儿尿布皮炎有糜烂、破溃者。

【注意事项】治疗前先温水清洗臀部，干毛巾擦干，湿敷时注意保持敷料湿润，敷药面积大于患处，平时注意勤换尿布，保持臀部干爽清洁。

【出处】徐宜厚编著.皮肤病中医诊疗简编 [M].武汉：湖北人民出版社 .1980.

（四）熏洗法

🥣处方 248

马齿苋、车前草、苦参各 20g，鱼腥草、白鲜皮、蒲公英各 15g，黄柏 10g。

【操作】先煎成 200ml 外洗液备用，熏洗前清洁臀部，取外洗液 100ml 加 70℃热水 2000ml，先熏洗患处 5~6 分钟，待水温降至 39℃时再反复洗 3~4 分钟，每天 2 次。

【适应证】婴儿尿布皮炎。

【注意事项】熏洗时注意水温调节，避免烫伤；熏洗完毕后，干毛巾拭去药液或汗液，保持臀部干爽。

【出处】《护理学杂志》2007，22（21）：44-45.

综合评按：临床上对尿布皮炎可酌情选用扑粉、涂擦、湿敷等法进行局部治疗，疗效显著。扑粉法可保持皮肤表面干燥，减轻不良刺激，起到消炎止痒作用。涂擦法可起到一定消炎、收敛作用。湿敷则可起到清洁患处、减少渗出、消炎止痒作用。由于婴幼儿皮肤娇嫩，在治疗时，避免选用具有较强刺激性的药物。注意勤换尿布，婴儿患有腹泻时应及时治疗腹泻。

第二十八节 百日咳

百日咳又名"顿咳"，是小儿时期常见的一种急性呼吸道传染病，由百日咳嗜血杆菌所引起。四季都可发生，冬春之季尤多，以5岁以下小儿为多见，年龄愈小，病情大多愈重。若无并发症，预后一般良好。发病最初的二三周传染性最强，主要通过咳嗽时飞沫传播。

1. 临床诊断

（1）发病前1~3周多有百日咳接触史。

（2）阵发性痉咳，咳后有特殊的吸气性吼声，即鸡鸣样回声，伴舌系带溃疡，目胞浮肿。

（3）感冒患儿治疗后，咳嗽未减反而加重，且夜间较白天加重，肺部又无明显阳性体征者，应疑为本病。

（4）实验室检查：初咳期末，白细胞总数增高，淋巴细胞多在60%以上；痉咳时多数可查到百日咳杆菌。

2. 中医分型

（1）初咳期：1~2周，咳嗽初起似外感，但有逐渐加剧之势，常有流涕，痰白而稀，多泡沫，苔薄白，脉浮有力，指纹淡红。

（2）痉咳期：4~6周，咳嗽频频阵作，咳后有鸡鸣样回声，反复不已，入夜尤甚，痰多而黏，呕吐后阵咳暂停，神烦面赤，大便干，小便黄，舌苔微厚，脉数有力，指纹紫滞。

（3）恢复期：阵发性咳嗽渐减，回吼声也渐消失，呕吐减少，2~7周恢复。本期分作两型。①气虚型：形体虚弱，咳而声低，痰少而稀，手足欠温，神疲面白，自汗无力，食少胀满，大便溏薄，小便清，苔薄白，脉沉无力，指纹淡。②阴虚型：干咳无力，手足心热，夜卧不安，神烦盗汗，颊赤唇干，苔薄黄，脉数无力，指纹紫淡。

一、药物外治疗法

（一）穴位贴敷法

处方 249

大蒜适量。

【方法】先将大蒜捣烂备用。用时将双足底薄涂上一层猪油或凡士林，然后将大蒜泥敷在涌泉穴，用纱布包扎固定，临睡时敷上，次日清晨去除。

【适应证】百日咳。

【注意事项】大蒜过敏者禁用。

【出处】贾一江等主编.当代中医外治临床大全［M］.北京：中国中医药出版社，1991.04.

处方 250

吴茱萸膏：吴茱萸、生大蒜、细辛、葶苈子、檀香、百部各 10g，甘遂 5g，麝香 1g。

【方法】上药研极细末，用时取药粉 10g，用胆汁（猪胆汁或鸡胆汁）适量调至稠膏状，分别贴于涌泉、神阙、身柱、膏肓等穴，每日 1 次，1 次贴 8~12 小时。

【适应证】百日咳。

【注意事项】药物过敏者禁用，用后远离孕妇。

【出处】贾一江等主编.当代中医外治临床大全［M］.北京：中国中医药出版社，1991.04.

（二）薄贴法

处方 251

百部、麻黄、白及、黄连、甘草各 60g，芦根 150g。

【方法】麻油熬枯，去渣、过滤、沉淀，再熬至滴水成珠时，下黄丹收膏备用。用时取药膏贴于气户、库房、风门、肺俞、身柱穴，一次取穴 3~4 个，轮流贴药，每日 1 次，每次贴 12~24 小时，连用 7 日为 1 个疗程。

【适应证】百日咳。

【注意事项】皮肤过敏者慎用，皮肤破损处禁用。

【出处】贾一江等主编. 当代中医外治临床大全［M］. 北京：中国中医药出版社，1991.04.

（三）涂擦法

🥣 **处方 252**

生姜或大蒜，蜗牛液或鸡蛋清。

【方法】将鲜生姜或大蒜切碎，蘸蜗牛液或鸡蛋清，在胸骨部由上而下反复涂擦，每日 2 次，每次 20~30 分钟，7 天为 1 个疗程。

【适应证】百日咳。

【注意事项】注意保护患儿皮肤，手法应温和，防止皮肤破损。皮肤过敏者慎用，皮肤破损处禁用。

【出处】贾一江等主编. 当代中医外治临床大全［M］. 北京：中国中医药出版社，1991.04.

（四）药包热敷法

🥣 **处方 253**

白芥子、紫苏子、莱菔子各 40g，生姜 5 片，食盐 250g。

【方法】上药焙干、混合后共研细末，炒热至 50℃左右，装入薄纱布袋，扎紧袋口，在患儿背部两侧及腋下来回熨烫 30~40 分钟，每日 2~3 次。1 剂药可连续使用 2~3 日，每次治疗前，药末必须经过再次加热。

【适应证】百日咳。

【注意事项】注意热度以免烫伤皮肤。

【出处】贾一江等主编. 当代中医外治临床大全［M］. 北京：中国中医药出版社，1991.04.

二、非药物疗法

（一）刺络放血法

处方 254

四缝穴。

【操作】 四缝穴定位：在手指，第 2~5 指掌面的近侧指间关节横纹，一手 4 穴。用三棱针点刺络脉出血，挤出少量黄白色透明样黏液。

【适应证】 百日咳。

【注意事项】 晕针及皮肤破损者慎用。

【出处】《长春中医药大学学报》2018，34（5）：995–998.

（二）针刺联合拔罐法

处方 255

肺热型主穴取大椎、肺俞，配合肝俞、丰隆；肺寒型主穴取肺俞、脾俞，配合足三里、太渊。维生素 K_1 注射液。

【操作】 选用直径 0.25mm，长 25~40mm 毫针，肺热型用捻转泻法，肺寒型用捻转补法，均不留针。针刺后将维生素 K_1 注射液 0.5ml（5mg）装入小罐内，扣放在针刺后的主穴上，再用注射器经胶皮盖抽出小罐内空气，使罐内形成负压，留罐 15~20 分钟（把注射用青霉素小瓶的底磨掉制成小罐，起罐时用注射器向罐内注入少许空气即可）。治疗每天 1 次，5 次为一疗程。

【适应证】 痉咳期百日咳。

【注意事项】 晕针、皮肤破损者及药物过敏者禁用。痉咳剧烈，有青紫、窒息、呼吸困难者辅以镇静、吸氧、人工呼吸和呼吸兴奋剂等治疗。

【出处】《上海针灸杂志》2007，26（4）：34.

（三）艾灸法

处方 256

四缝、内关、鱼际、尺泽。发热者加合谷，久咳加肺俞，体弱加足三里。

【方法】每日施灸 2 次，艾条悬灸，每次 5~10 分钟，连用 5~7 天为 1 个疗程。

【适应证】初咳期、痉咳期百日咳。

【注意事项】艾灸时注意距离，以局部微发红为度，防止烫伤患儿皮肤。皮肤有破损者禁用。

【出处】朱坤福，祝蕾，杨海珍著.《中国灸疗学》[M].中医古籍出版社，2018.02.

（四）推拿法

🥣处方 257

逆运八卦，退六腑，推脾经，揉小横纹。

【方法】每日 1 次，10 次为一疗程。

【适应证】痉咳期。

【注意事项】手法宜轻柔，防止患儿皮肤破损感染。

【出处】汪受传主编.中医儿科学[M].北京：中国中医药出版社，2007.03.

综合评按：百日咳的治疗，一般临床上多选用抗生素和内服中药治疗，对于过敏体质者和服药困难之患儿，中医外治疗法有其明显的优点。

本病的预防最为关键，应及时为儿童注射百、白、破三联疫苗，平时避免与百日咳患儿接触，在本病流行季节，尽量少带儿童去公共场所。

第二十九节　痄腮

痄腮是由腮腺炎病毒所引起的一种急性传染病。临床以发热、耳下腮腺部肿胀疼痛为主要特征。

1.临床诊断

（1）发病前 2~3 周，常有腮腺炎接触史。

（2）大多数为急骤发病，发病初期有恶寒发热、头痛、恶心、咽痛等全身不适及食欲不振等。

（3）发病 1~2 天内即出现腮腺肥大，肿胀部位以耳垂为中心漫肿，边缘不清，有弹性感，局部有些发硬，疼痛或压痛，张口咀嚼时疼痛加剧，两颊内腮腺管口或可见红肿。

（4）全年均可发病，但多流行于春秋两季。

（5）好发于学龄前儿童，亦可见于成年人。

2. 中医分型

（1）温毒在表型：畏寒发热，头痛咳轻，耳下腮部酸痛，咀嚼不便，继之一侧或两侧腮部肿胀疼痛，边缘不清，舌苔薄白微黄，脉浮数。

（2）热毒蕴结型：高热头痛，烦躁口渴，食欲不振，或伴呕吐，倦怠，腮部漫肿，灼热疼痛，咽喉红肿，吞咽咀嚼不便，大便干结，小便短赤，舌苔薄腻而黄，脉滑数。

（3）邪毒内陷心肝型：壮热，头痛，呕吐，甚则昏迷，抽搐，腮部漫肿酸痛，舌质绛，脉细数。

（4）毒窜睾腹型：多在睾一侧或双侧肿胀疼痛，少腹痛，小便短涩，腮部肿痛，伴有发热战栗，呕吐，舌红，脉数。

一、药物外治疗法

（一）穴位贴敷法

处方 258

相思子、鸡蛋清适量。

【操作】微火将相思子炒成黄色，研为细末，用时将药粉加入适量鸡蛋清调成糊状软膏，涂于塑料布或油纸上贴敷患处，膏药面积要大于病灶部位，每天换药 1 次，一般敷药 2~3 次可愈。

【适应证】温毒在表型痄腮。

【注意事项】对相思子、鸡蛋过敏者禁用。

【出处】《新中医》2014，（6）：48.

处方 259

新鲜仙人掌。

【操作】每次取一块，去刺，洗净后捣泥或切成薄片，贴敷患处。每日 1~2 次。

【适应证】热毒蕴结型痄腮。

【注意事项】对仙人掌过敏者禁用。

【出处】汪受传主编.中医儿科学［M］.北京：中国中医药出版社，2002.08.

处方 260

吴茱萸 9g，冰片 2g，青黛 30g，米醋适量。

【操作】将吴茱萸、冰片共研为细末，以米醋调成糊状，敷双足涌泉穴，外用纱布包扎，1 日换药 1 次；以米醋调青黛涂擦肿痛处，药干后可重复再涂，1 日数次。一般 2~4 天可愈。

【适应证】热毒蕴结型痄腮。

【出处】《广西中医药》2017；（2）：2.

（二）涂擦法

处方 261

赤小豆 30g，大黄 15g，青黛 30g。

【操作】先将赤小豆、大黄研细末，再与青黛混匀分成 5 包（每包约 15g）备用。用时取药末 1 包与鸡蛋清 2 个调成稀糊状，将药液涂擦两腮部，干后再涂，不拘次数，疗程 1~3 天。

【适应证】热毒蕴结型痄腮。

【注意事项】皮肤破损处禁用。

【出处】《新中医》2010，（3）：18.

二、非药物外治疗法

（一）灯火灸法

◐处方 262

角孙、耳根穴（耳穴）。

【操作】用灯心草蘸少许香油点燃，对准角孙穴迅速点灸，然后快速离开穴位，此时可听到一声清脆的爆破声，即表示灸治成功。隔天后用同样方法灸耳根穴（耳垂末与下颌皮肤接合处）。

【适应证】热毒蕴结型痄腮。

【注意事项】操作宜熟练迅速，防止烫伤皮肤。

【出处】《中医杂志》2013，（2）：147

◐处方 263

角孙。

【操作】用火柴梗卷少许医用棉，蘸菜油点燃后，迅速点灼患者角孙穴，然后立即离开，不必重复。若是双侧发病，须点灼双侧角孙穴。1 日 1次，疗程 1~4 天。

【适应证】热毒蕴结型痄腮。

【注意事项】操作宜熟练迅速，防止烫伤皮肤。皮肤破损处禁用。

【出处】《安徽中医学院学报》2015，4（4）：2.

（二）耳穴压豆法

◐处方 264

腮腺（双侧）、耳尖和神门（均单侧）。

【操作】用探针找出耳穴敏感点，取腮腺（双侧）、耳尖和神门（均单侧），将王不留行籽分别压在各敏感点上，以胶布固定，每日按压王不留行籽 4~5 次，待肿大之腮腺消退后取下。一般疗程 2~4 天。

【适应证】热毒蕴结型痄腮。

【注意事项】两耳交替取穴。

【出处】《云南中医杂志》2016,（2）：23.

综合评按：中医外治急性腮腺炎，疗效肯定，应用广泛。急性腮腺炎伴有严重全身症状、睾丸炎、脑膜炎者，当辨证用药，内外兼治，及时采用相应的措施。流行期间流行区域未病易患人群，可以板蓝根10g,金银花10g水煎服，1日1剂，连服3天。

第三十节 白喉

本病是由白喉杆菌引起的急性呼吸道传染病，以咽、喉等处黏膜充血、肿胀并有灰白色假膜形成为主要特征。中医也称本病为白喉，或称"白缠喉""疫喉"。本病发生，多有流行病史，出现发热、咽喉痛、声音嘶哑，局部炎症不重，但有假膜形成，典型假膜呈灰白色，与周围黏膜粘连甚紧，强行剥离易出血。实验室检查可见白细胞增高，病变处拭子涂片检查或培养可发现白喉杆菌。

1. 中医分型

（1）风热型：白喉初起，发热恶寒，头身痛，咽红肿疼痛并覆片状白腐，不易拭去，舌红苔白，脉浮数。

（2）火热型：高热面赤，烦躁口臭，便秘尿短，咽部红肿疼痛较剧，伪膜较厚，舌红苔黄，脉洪数。

（3）痰热型：病程略长，发热不退，伪膜蔓延至软腭、悬雍垂甚至喉咙深部，可出现呼吸困难，喉间痰涎壅盛，痰鸣声如拉锯，烦躁发绀，舌红苔黄，脉滑数。

（4）阴虚型：平素体弱津亏，病后咽红、干燥少津，低热起伏，面色晦暗，伪膜呈点状或片状溃烂，舌红绛少津，脉细数。

一、药物外治疗法

（一）涂抹法

处方 265

二叶葎草 1~2 株。

【操作】将药草洗净拭干，加入适量米醋捣烂，绞取汁，涂抹患处。1日 3~4 次。

【适应证】风热、火热型白喉。

【出处】贾一江等主编 . 当代中医外治临床大全［M］. 北京：中国中医药出版社，1991.04.

处方 266

牛黄 0.6g，珍珠 0.9g，冰片 0.9g，琥珀 0.9g，龙骨 3g，儿茶 3g，乳香 3g，没药 3g，硇砂 0.9g，血竭 3g，五倍子 30g，象皮 3g。

【操作】上药研细粉，调匀，以棉签蘸药粉，涂于患处。1日 3 次。

【适应证】风热、火热型白喉。

【出处】贾一江等主编 . 当代中医外治临床大全［M］. 北京：中国中医药出版社，1991.04.

（二）吹药法

处方 267

藏青果 6g，黄柏 3g，川贝母 3g，薄荷叶 6g，凤凰衣 6g，冰片 1.5g。

【操作】上药共研极细末，以纸管将药粉吹于患处，每日 3 次。

【适应证】白喉中期，症见喉中溃烂，腐肉不脱。

【出处】贾一江等主编 . 当代中医外治临床大全［M］. 北京：中国中医药出版社，1991.04.

（三）中药雾化法

处方 268

黄柏 18g。

【操作】加水煎成药液，雾化后喷患处，每日 3 次。

【适应证】火热型白喉。

【出处】韩家驹编.中医外治方药手册［M］.西安：陕西科学技术出版社，1990.02.

（四）发疱法

处方 269

朱砂 0.3g，巴豆 1 粒。

【操作】上药捣烂，置于膏药上，贴印堂穴，6~8 小时皮肤起疱后取下。

【适应证】痰热型白喉。

【注意事项】贴敷时间不宜过久，瘢痕体质者禁用。本法所用药物有毒，切不可误服。

【出处】贾一江等主编.当代中医外治临床大全［M］.北京：中国中医药出版社，1991.04.

处方 270

斑蝥 2 个，乌梅 2 枚。

【操作】斑蝥去头、足后，研为细末，加入乌梅肉共捣烂，取黄豆大之药粒 2 枚，敷于颈侧人迎穴，3~4 小时后皮肤起疱即去药，再将水疱刺破，放出液体后以医用纱布覆盖固定。

【适应证】痰热型白喉。

【注意事项】皮肤破溃者慎用。斑蝥有毒，切不可误服。发疱后皮肤处注意保持清洁，小心感染。

【出处】韩家驹编.中医外治方药手册［M］.西安：陕西科学技术出版社，1990.02.

（五）滴鼻法

处方 271

鲜土牛膝根 3~4g。

【操作】微剥去粗皮，洗净、捣烂、绞汁，兑入人乳适量（以淹没药物为准），浸泡 30 分钟，每隔 10~20 分钟，将药液数滴点入鼻中，使之流入咽喉，吐出痰涎。

【适应证】痰热型白喉。

【出处】贾一江等主编 . 当代中医外治临床大全［M］. 北京：中国中医药出版社，1991.04.

（六）拔毒法

处方 272

活蟾蜍 170g，明矾 33g。

【操作】上药同放石臼内捣烂，纱布包之成长方形，敷于前颈，绷带固定，当即有清凉舒适感，经 4~5 小时咽喉分泌物减少。重症 4~6 小时换药 1 次，轻症 6~10 小时换 1 次，20 小时后咽部即感湿润舒适。一般重症更换 5~6 次，轻症 3~4 次即可收效。

【适应证】白喉。

【注意事项】皮肤破溃者慎用，本法药物有一定毒性，注意用量不可过大。

【出处】贾一江等主编 . 当代中医外治临床大全［M］. 北京：中国中医药出版社，1991.04.

（七）敷药法

处方 273

赤小豆 12g，大黄 12g，牛蒡子 9g，芙蓉叶 12g，文蛤 9g，燕窝泥 9g。

【操作】上药共研细末，以葱汁、陈茶叶泡汁，白酒适量调匀，微炒加温，待冷后敷颈部痛处。

【适应证】痰热型白喉。

【注意事项】贴敷时间不宜过久。

【出处】贾一江等主编.当代中医外治临床大全［M］.北京：中国中医药出版社，1991.04.

处方 274

大蒜适量。

【操作】大蒜捣烂，于阳溪、印堂、合谷、曲池、经渠、人迎各穴选1~2穴贴敷，并刺双少商穴出血。

【适应证】白喉。

【注意事项】皮肤破损处禁用。

【出处】经验方。

（八）漱口法

处方 275

杨梅树内皮 16g。

【操作】上药煎汤，放置待冷，含漱片刻薄膜即脱，喉部可觉轻松。

【适应证】白喉，临时缓解症状。

【出处】贾一江等主编.当代中医外治临床大全［M］.北京：中国中医药出版社，1991.04.

综合评按： 白喉为急性传染病。本文所载诸法针对病因的内服药物治疗固然不可少，但病灶靠近口腔，给直接用药于患处提供了方便，所以古人治疗本病，往往内外治法并用，总结出了一系列有效的外治方药。直至目前，合理使用这些方法，对缩短病程仍有可靠的疗效，可供临床参考。

涂抹之法，将药液或药粉直接涂于患处，病位靠上靠外者可用。吹药之法，所用为粉，病位靠下或不易涂抹者可用。喷雾法，药液可较均匀覆盖患处。拔毒、敷药二法，虽不直接施药于患处病灶上，但于正对患部的颈前皮肤施治，无疑对病灶处组织的供血、吞噬防御的改善等发生影响。含漱、滴鼻，不仅可清洁口腔鼻腔，对于改善肿胀的病理变化也有相当作用。

第三十一节　麻疹

麻疹是一种急性发疹性传染病。临床以发热 3~4 天后，皮肤出现色红如麻粒大小的疹子为特征。麻疹主要发生于儿童，四季均可发病，但以冬春二季较多。传染性强，新中国成立前曾是"儿科四大证"之一。新中国成立后，实行了预防接种，从而降低了本病发病率，并控制了流行。

1. 临床诊断

（1）有麻疹接触史。

（2）发病年龄多在半岁以上，以 1~5 岁发病率最高。

（3）初起有发热、咳嗽、喷嚏等类似感冒的表现，但发热渐高，目赤胞肿，泪水汪汪，2~3 天后，口腔颊黏膜接近臼齿处可见"麻疹黏膜斑"。发热 3~4 天后，耳后开始出现色如玫瑰、针尖大小的皮疹，以后头面部、胸背及四肢也陆续出现皮疹。出疹 3~4 天以后皮疹按出现次序收没，并可留下棕褐色斑痕，热退身凉。

本病须注意与风疹、幼儿急疹、猩红热鉴别。

2. 中医分型

（1）疹前期（从发病到麻疹透布，为期 3 天）：初起身热，咳嗽流涕，眼泪汪汪，倦怠思睡，身热逐渐增高，口颊有麻疹斑。

（2）出疹期：疹点循序透布，从头面 – 躯干 – 四肢 – 手足心，分布渐渐增密，疹色加深，扪之碍手，伴高热烦躁，咳嗽剧烈，大便稀，舌红苔黄，脉数大。

（3）疹回期：疹点依次收没，身热下降，遗有潮热，咳嗽口干，舌红少苔。

（一）涂擦法

处方 276

朱砂 2.5g，牙皂 3.5g，枯矾 2g，白芷 1.5g，雄黄 2.5g，防风 2g，桔便

2g，半夏 2g，麝香 0.3g，贯众 2g，陈皮 2g，薄荷 2g，细辛 1.5g，甘草 2g，苍术 3g，苍耳子 2g，辛夷 2g。

【方法】上方共研细末，加 90% 凡士林制成软膏备用。用时用棉棒蘸少许软膏，轻轻涂于鼻内前庭，每天涂 1 次，共涂 6 次为 1 个疗程。

【适应证】用于预防麻疹，对于已患者能减轻症状。

【注意事项】皮肤过敏者慎用，皮肤破损处禁用，注意无菌操作防止感染。

【出处】贾一江等主编 . 当代中医外治临床大全［M］. 北京：中国中医药出版社，1991.04.

（二）穴位贴敷法

处方 277

牵牛子壳 15g，明矾 30g。

【方法】上药研末，加少许面粉，用醋调成糊状，敷双侧涌泉穴，每日 1 次，5~7 天为 1 个疗程。

【适应证】麻疹并发肺炎者。

【注意事项】皮肤过敏者慎用，皮肤破损处禁用。

【出处】贾一江等主编 . 当代中医外治临床大全［M］. 北京：中国中医药出版社，1991.04.

（三）湿敷法

处方 278

生麻黄 9g，桂枝 9g，浮萍 15g，西河柳 15g，樱桃核 15g，芫荽子 15g。

【方法】上药水煎 1000ml，煎好后用毛巾趁热蘸湿，轻轻擦熨头面、前胸部皮肤，稍冷即换，如此反复 5~10 分钟，每日 4~5 次，每剂药使用 2~3 次后更换，2~3 天为 1 个疗程。

【适应证】麻疹透发不畅。

【注意事项】皮肤过敏者慎用，皮肤破损处禁用。

【出处】贾一江等主编 . 当代中医外治临床大全［M］. 北京：中国中医药出版社，1991.04.

处方 279

麻黄 15g，芫荽 15g，浮萍 15g，黄酒 60ml。

【方法】加水适量，煮沸，让水蒸气满布室内，再用毛巾蘸取温药液，包敷头、胸背部。

【适应证】麻疹疹前期、出疹期，皮疹透发不畅者。

【注意事项】注意防止烫伤皮肤，皮肤破损处禁用，注意无菌操作防止感染。

【出处】马融主编.中医儿科学［M］.北京：中国中医药出版社，2016.08.

（四）药蛋滚穴法

处方 280

鸡蛋 1 枚，生葱 3 株，胡荽 2.5g。

【方法】将鸡蛋连壳放入药汤内煮熟，取蛋备用。用药蛋从头面到躯干，次至上肢、下肢揉搓患处，蛋凉则再煮再搓，连续 3~4 遍后，盖衣被取微汗，每日 1 次，连用 2 次为 1 个疗程。

【适应证】麻疹疹发不畅。

【注意事项】避免烫伤患儿皮肤，皮肤破损处禁用。

【出处】贾一江等主编.当代中医外治临床大全［M］.北京：中国中医药出版社，1991.04.

（六）灌肠法

处方 281

葛根 6g，牛蒡子 6g，连翘 6g，薄荷 2g，蝉蜕 2g，荆芥 5g，桔梗 5g，前胡 8g。

【方法】上方煎 2~3 次备用，每次取煎液 30ml，保留 15 分钟灌肠，每日 1 次，连续 3~5 次。

【适应证】麻疹疹透发不畅。

【注意事项】灌肠前嘱患儿排便，灌肠中注意观察患儿反应。

【**出处**】贾一江等主编 . 当代中医外治临床大全 [M] . 北京：中国中医药出版社，1991.04.

综合评按： 中医外治法治疗麻疹，特别是伴有肺炎、疹出不畅，高热等症，能明显提高治愈率，降低病死率。当然，重症患者还需要结合内治法。对于麻疹，预防是第一位的，近年来，由于计划免疫工作的广泛开展，防止了大规模的麻疹流行，发病率已明显降低。

第三十二节 水痘

水痘是一种具有传染性的急性发疹性疾病，常因外感时邪病毒与内蕴湿热而发，其所以布发水疱，与脾土有关，因此病变部位主要在于肺脾两经。本病传染性强，常呈流行性，多见于 2~5 岁患儿。

1. 临床诊断

（1）疱疹大小不一，小如绿豆，大如豌豆，由小扩大，内含水液，清澈如珠，边缘周围有红晕，呈椭圆形。

（2）皮疹发痒，以躯干为多，四肢较少。

（3）斑疹、丘疹、疱疹、结痂可同时并见。

（4）伴有发热、头痛、咳嗽、流涕、烦躁、易惊、不思饮食等。

（5）发病前 2~3 周内有水痘接触史。

2. 中医分型

（1）风热夹湿型：痘疹稀疏，清净明亮，红润发痒并见斑丘疹，伴发热咳嗽，鼻塞流涕，苔薄白，脉浮数。

（2）湿热炽盛型：痘疹分布稠密，疹色紫暗，痘浆混浊，伴壮热烦渴，口点干燥，口舌生疮，牙龈肿痛，精神萎靡不振，大便干结，小便短赤，苔黄厚，脉洪数。

以上分型，乃内治辨证依据，中医外治一般不分型，以药物外治疗法为主。

（一）沐浴法

处方 282

金银花、连翘、六一散（滑石、甘草）、车前子各 10g，紫花地丁、黄花地丁各 15g。

【方法】上药共煎汤 100ml，兑入温水中外洗患处（最好用烧开后放温的水），每日 1~2 次，3 天为 1 个疗程。

【适应证】水痘。

【注意事项】皮肤有破溃者禁用此法。

【出处】贾一江等主编 . 当代中医外治临床大全［M］. 北京：中国中医药出版社，1991.04.

（二）涂擦法

处方 283

青黛 30g，煅石膏 50g，滑石 50g，黄柏 15g，冰片 10g，黄连 10g。

【方法】共研细末，和匀，调油适量，涂擦患处。1 日 1 次。

【适应证】水痘疱疹浑浊或疱疹破溃者。

【注意事项】药物过敏者禁用，注意无菌操作。

【出处】汪受传主编 . 中医儿科学［M］. 北京：中国中医药出版社，2007.03.

（三）药物灸法

处方 284

朱砂、雄黄、没药、血竭各 9g，麝香 1.5g。

【方法】前 4 味研末，入麝香，用棉纸卷之如铅笔粗，蘸麻油用火柴点燃，持之灸患处，每日 2~3 次，3 天为 1 个疗程。

【适应证】水痘，可促使其早日结痂。

【注意事项】防止烫伤患儿皮肤，皮肤破损处禁用。

【出处】贾一江等主编 . 当代中医外治临床大全［M］. 北京：中国中医药出版社，1991.04.

（四）湿敷法

处方 285

贝母、天南星、僵蚕、天花粉、寒水石、白芷、草乌、大黄、猪牙皂角各等量。

【**方法**】上药共研细末，以醋调之，敷于患处，每日 1 次，3~5 日为 1 个疗程。

【**适应证**】水痘瘙痒。

【**注意事项**】对药物成分过敏者禁用。

【**出处**】贾一江等主编. 当代中医外治临床大全［M］. 北京：中国中医药出版社，1991.04.

综合评按： 水痘是小儿科常见的较轻的传染性疾病，一般无明显的全身症状，一般不须内服中药及抗生素治疗。水痘可引起瘙痒，若患儿抓搔疱疹，易引起水痘疱疹破浆，使细菌从抓破处侵入引起继发感染。本文介绍的沐浴法、扑粉法、穴位贴敷法等外治疗法，均可有效地减轻皮肤瘙痒，预防继发感染，促进皮损早日结痂。对于重症水痘见有壮热不退，疱形大且稠密、色紫暗等症，应及时内服清热凉血、解毒渗湿之剂，不可单纯依赖外治疗法。

《当代中医外治临床丛书》
参编单位

总主编单位

河南大学中医药研究院   中华中医药学会慢病管理分会

开封市中医院   海南省中医院

北京中医药大学深圳医院

副总主编单位（排名不分先后）

北京中医药大学   南京中医药大学

山东中医药大学   河南大学中医院

黑龙江中医药大学   辽宁中医药大学

四川省第二中医医院   浙江省义乌市中医医院

南阳理工学院张仲景国医国药学院   湖北省英山县人民医院

河南省中医糖尿病医院   江西省高安市中医院

河南省长垣中西医结合医院   甘肃省兰州市中医医院

甘肃省兰州市西固区中医院   河南省开封市儿童医院

河北省馆陶县中医院   湖北省咸宁市中医院

湖北省武穴市中医院   中日友好医院

编委单位（排名不分先后）

河南省中医院   河南省开封市第五人民医院

南阳理工学院张仲景国医国药学院   河南省郑州市中医院

开封市中医糖尿病医院   河南省项城市中医院

广东省深圳市妇幼保健院   河南省荥阳市中医院

山东省聊城市中医院

中国人民解放军陆军第 83 集团军医院

甘肃省兰州市西固区中医院

成都中医药大学

江苏省扬州市中医院

江苏省盐城市中医院

江苏省镇江市中医院

河北省石家庄市中医院

河南省三门峡市中医院

河南省三门峡市颐享糖尿病研究所

河南省安阳市中西医结合医院

河南省林州市人民医院

广州中医药大学顺德医院附属均安医院

河南省南阳市中医院

河南省南阳名仁医院

河南省骨科医院

河南省濮阳市中医院

四川省南部县中医院

贵州省福泉市中医院

浙江省义乌市中医医院

海南省三亚市中医院

黑龙江省安达市中医医院

湖北省天门市中医医院

湖北省老河口市中医医院

深圳市罗湖区中医院